JN331661

男子性機能障害

正しい知識と診療の実際

東邦大学名誉教授 白井 將文 著

SEXUAL
DYSFUNCTION

永井書店

はじめに

　性機能をいつまでも若々しくと保ちたい、衰えた性機能をもう一度若々しくしたいという願いは、不老長寿の願いとともに、今に始まったことではなく、また洋の東西を問わず古代から続く人間の夢で、この夢を実現しようとしてさまざまな試みが行われてきた。

　医学的にみても性機能は人間がこの世に存続するために欠くことのできない極めて重要な生理機能の一つであることはいうまでもない。これが正常に保たれなければ人類は滅亡することは間違いないことである。

　最近、医療技術の進歩により先進諸国では人間の夢の一つである長生きが可能となったが、ただ長生きするのでなく、健康で、しかも性生活もいかに楽しく過ごすかがますます重要な課題になっている。

　さて、第二次世界大戦後わが国では性解放が叫ばれるようになったが、男性の性機能に関する科学的な研究が本格的に行われるようになったのは戦後もだいぶ経ってからのことである。この研究分野は欧米においてもあまり進んでいなかったので、わが国が欧米よりスタートが遅れたわけではない。

　男性の陰茎が勃起することは性行為には不可欠で、これがなければ性交は不可能で、この現象の有無は男性にとって重大な問題である。このようなことからまず勃起のメカニズムの研究が盛んに行われるようになった。最近になり勃起のメカニズム、特に陰茎でのメカニズムの解明が進み、その結果として経口勃起障害治療薬クエン酸シルデナフィル（バイアグラ®）が開発され、勃起障害（以後 erectile dysfunction；ED と略す）の治療に画期的な変化をもたらした。このバイアグラがマスコミに大きく取りあげられたこともあって、今まで密かに悩んでいた ED 患者が ED を訴えて医師のもとを訪れることが増えている。しかし、これまでわが国で ED 患者がどのくらいいるのか正確な疫学調査が行われたことがなく、わずかにわれわれが行った 1987 年の各種疾患に合併する ED から推計した患者数が唯一のものであった。

　そこでバイアグラが発売されたのを機に日本でも疫学調査が行われ、実に 10,000,000 人近い ED 患者がいることが明らかになった。これだけ多い患者のいる疾患はそれほど多くはなく、誰でもかかる危険のある現代病の代表である「うつ病」が「心のかぜ」と呼ばれるなら、ED は「性器のかぜ」といってもよく、誰でも突然 ED に陥る危険があり、医師ならば誰でも ED の相談にのれるだけの知識を持っていなければならない時代になった。

　われわれ泌尿器科領域では前立腺癌や膀胱癌の根治手術をして性機能障害をつくることがあり、いかにしてそのような性機能障害をさけるか以前から研究されており、性機能障害に関心が深い医師が多いが、医師全体ではまだまだ性機能障害には関心が深いとはいえない。例えば、糖尿病に ED がしばしば合併することから、糖尿病を扱う専門医は ED に関心が深いはずであるが、糖尿病の合併症について患者に質問してみると性機能障害の悩みが最も重要な部分を占めているのに対し、同じ質問を医師にしてみると、糖尿病性網膜症や糖尿病性腎症などを挙げており、患者と医師の性に対する意識のズレが極めて大きいことが報告されている。これからもわかるように患者の QOL を重視した医療などと医師のだれもが口にしている現代だが、まだまだ、こと性に関しては本当に患者の性について真

剣に考えている医師がどれだけいるか大変疑問である。また高血圧や糖尿病、動脈硬化、高脂血症などの生活習慣病の合併症の一つとして ED が挙げられており、これら生活習慣病の増加に伴って、その合併症として ED も急速に増加してきている。このようなことから ED を生活習慣病の一種と誤解している人がいるくらいである。これら生活習慣病の治療も進歩してきたが、その治療効果が果たしてそれら患者に有益であったかの評価も検討されてきている。例えば高血圧を例にとってみると医師、患者、その家族の三つのグループに同じような治療の結果に関する質問「症状が改善したか」をしてみたところ、医師は測定した血圧が下降したことから「100 パーセントが有効であった」と回答したのに対し、患者は「48％しか効果がなかった」と答え、その家族に至ってはわずか「1.3％しか有効でなかった」と回答し、血圧が下がっても生活に対する意欲や健康感がかえって低下したというわけである。これは血圧を下げるだけでは駄目で生活の質(QOL)を改善することの重要性が示されている。その後 1986 年 Croog がプラセボを対照にして多数の治療薬を対象に、QOL が実際にどのように改善されたか調査している。QOL に関する質問は大別して 8 項目あり、その一つとして性機能が入っており、その中には性欲、勃起、射精の質問肢が入っており、高血圧の治療により性機能が障害されることが明らかにされたわけである。しかし、わが国では治療している内科医がまだまだどのような薬で ED が発生するのか知らないのが現状であるし、医師や薬剤師が読む薬の本にも精巣への影響は言及していても、性機能についてどのような影響を与えるか殆ど記載されていない。また監督官庁の厚生省(この度厚生労働省と名称が変更されたが、本書では厚生省のままとする)も ED を副作用として記載するよう指導していないのが現状である。これはほんの一つの例で、薬だけでなく医療のあらゆる分野でごく一部の専門医を除く大多数の医療関係者は性機能に関する正しい知識を殆ど持ち合わせていない。それと、バイアグラ発売以降、これまで ED に関心も知識もない医師が患者の求めるままにバイアグラを処方し、ED の治療はバイアグラによって陰茎を勃起させさえすればよいと考えている医師が増えたことである。ED の問題はそれほど単純ではない。ED はセクシュアリティーの問題であって、心の問題、夫婦のコミュニケーションの問題を考えず、単に陰茎を勃起させるだけで問題の解決ができると考えるのはそもそも誤りである。もちろん陰茎を勃起させて挿入可能にすることは大切であるが、このことのみに終わるのでなく、もっと夫婦の心と心のふれあいを大切にし、お互いを思いやる心、若い人ではその結果として生まれる新しい命の喜びなど、患者の健全なセクシュアリティー確立のために医療関係者がサポートできるような知識を持っていただくことこそ大切で、本書ではそのように工夫したつもりである。

　多くの医療関係者に読んでいただければ望外の喜びである。

　最後に本書の執筆の機会を与えて下さった永井書店編集長高山静氏はじめ永井書店の皆様に感謝致します。特に高山静編集長とは長いお付き合いの中で多くのことをお教えいただき感謝しています。

白井　將文

目　次

CHAPTER 1　性機能障害とは―その定義と分類― ―― 1
　　1）器質性ED …………………………………………………… 3
　　2）機能性ED …………………………………………………… 4
　　3）混合性ED …………………………………………………… 4
　　4）その他のED ………………………………………………… 4

CHAPTER 2　わが国の性機能障害の実態と医療の取り組み ―― 7
1　性機能障害の実態 ―― 7
　　1）世界におけるED患者の実態 ……………………………… 8
　　2）わが国におけるED患者の実態 …………………………… 10
2　性機能障害に対する医療の取り組み ―― 13
　　1）治療薬としてのクエン酸シルデナフィル（バイアグラ®）の
　　　開発 …………………………………………………………… 14
　　2）その他の治療薬 …………………………………………… 15

CHAPTER 3　性機能障害を引き起こすさまざまな要因 ―― 19
1　社会的環境要因 ―― 19
　　1）ストレス社会 ……………………………………………… 19
　　2）性意識の多様化 …………………………………………… 25
2　さまざまな疾患が引き起こす性機能障害 ―― 31
　　1）外傷に伴う性機能障害 …………………………………… 31
　　2）骨盤外科手術に伴う性機能障害 ………………………… 35
　　3）慢性疾患と性機能障害 …………………………………… 37
　　4）内分泌疾患 ………………………………………………… 42
3　薬物が引き起こす性機能障害 ―― 46
　　1）性欲を低下させる薬剤 …………………………………… 48
　　2）末梢性にEDを引き起こす薬 …………………………… 51
　　3）射精障害を引き起こす薬剤 ……………………………… 51
4　心理的要因 ―― 53
　　1）新婚EDについて ………………………………………… 53
5　加齢がもたらす要因 ―― 56
　　1）加齢による性機能の変化 ………………………………… 56
　　2）加齢とED ………………………………………………… 58
6　性欲減退を引き起こす要因 ―― 60
　　1）性欲中枢と性行動 ………………………………………… 60
　　2）性欲低下をきたす疾患 …………………………………… 62
7　射精障害を引き起こす要因 ―― 62

CHAPTER 4　性機能障害を理解するための勃起・射精のメカニズム ―― 67
1　勃起に対する脳、末梢神経およびホルモンの役割 ―― 67
　　1）脳の役割 …………………………………………………… 67

　　　　2）末梢神経の役割 …………………………………………… 68
　　　　3）内分泌の役割 ……………………………………………… 74
　2　射精に対する自律神経とホルモンの役割 ———————————————— 75
　　　　1）射精現象 …………………………………………………… 76
　　　　2）神経の役割 ………………………………………………… 76

CHAPTER 5　性機能障害患者が来院したらどのように診断するか – 81

　1　診療の際の患者への配慮 ————————————————————————— 81
　2　一般臨床医にも専門医にも必要な検査 ————————————————— 81
　　　　1）問診 ………………………………………………………… 85
　　　　2）診察 ………………………………………………………… 86
　　　　3）臨床検査 …………………………………………………… 87
　3　一般臨床医にもこれだけはしてほしい検査 ——————————————— 88
　4　専門医のする検査 ————————————————————————————— 93
　　　　1）勃起機能検査 ……………………………………………… 93
　　　　2）血管系の検査 ……………………………………………… 95
　　　　3）神経系の検査 ……………………………………………… 102

CHAPTER 6　性機能障害患者の治療戦略の立て方と治療法の実際 ——— 107

　1　理想的治療法の4条件 ——————————————————————————— 107
　2　治療戦略の立て方 ————————————————————————————— 107
　3　一般臨床医にもできる心理療法 ————————————————————— 108
　　　　1）一般心理療法 ……………………………………………… 109
　　　　2）専門的心理療法、特にノン・エレクト法について ……… 110
　4　薬物療法 —————————————————————————————————— 112
　　　　1）経口薬 ……………………………………………………… 112
　　　　2）注射薬 ……………………………………………………… 123
　　　　3）経尿道薬 …………………………………………………… 124
　5　陰圧式勃起補助具療法 ——————————————————————————— 124
　6　外科的（観血的）治療法 ——————————————————————————— 126
　　　　1）血管外科療法 ……………………………………………… 126
　　　　2）陰茎プロステーシス移植手術療法 ……………………… 128
　7　射精障害の治療法 ————————————————————————————— 132
　　　　1）早漏 ………………………………………………………… 132
　　　　2）逆行性射精 ………………………………………………… 133
　　　　3）Emission less ……………………………………………… 134
　　　　4）精液の凍結保存 …………………………………………… 134
　8　これからの新しい治療法 —————————————————————————— 134

CHAPTER III 性機能障害とは
―その定義と分類―

　性行為を完遂するためには性欲が十分あり、陰茎が勃起し、膣内挿入も射精も可能でオーガズムも十分であることが必要で、これらのいずれが欠けても、あるいは不十分でも満足な性行為は不可能である。そこで日本性機能学会では性機能障害(sexual dysfunction)は「性欲、勃起、性交、射精、オーガズムのいずれか一つ以上欠けるかもしくは不十分なもの」と定義している[1]。

　この性機能障害はわが国ではインポテンス(勃起障害あるいは勃起不全)と混同して使用されることが多いが、厳密には異なっている。日本性機能学会によるとインポテンスは「性交時に有効な勃起が得られないために満足な性交ができない状態と定義し、通常性交のチャンスの75％以上で性交が行えない状態」と定めており、性欲の減退や射精障害などはこれに含めないとしている。したがってインポテンスは性機能障害の中の一つということができる。

　インポテンスは impotentia というラテン語に由来し、in＝not，potentia＝power で不能(症)を意味し、この性的不能症という言葉は患者にとっては屈辱的で差別的用語であることから、アメリカ精神医学会の疾患分類(DSM-IV)や世界保健機関(WHO)の精神疾患分類(ICD-10)でもインポテンスは使用されなくなっている。そしてインポテンスに代わって英語の erectile dysfunction の頭文字をとって ED と呼ばれるようになってきている。しかし、まだ国際的にも国際インポテンス学会とかアジア・パシフィックインポテンス学会などもあるし、雑誌名などにもインポテンスという用語が残っている。

　わが国では日本インポテンス学会だったものを1990年に日本性機能学会に学会名を変更しているし、学会雑誌名も「Impotence」から「日本性機能学会雑誌」に変更された。

　この ED の定義も1993年勃起障害に関するアメリカの National Institute of Health (NIH)のコンセンサス会議で定められた「勃起の発現あるいは維持できないために満足な性交ができない状態」が世界的に用いられるようになっている[2]。

　正常な勃起機能には勃起に関与する神経系、血管系、陰茎海綿体組織、ホルモン系、と精神の諸因子が関与している。これら因子のいずれに障害があっても(多くの場合一つの因子だけでなく多くの因子が絡み合って発症していることが普通)正常な勃起機能は保たれず ED に陥る。このような勃起に関与する血管系、神経系、ホルモン系、あるいは陰茎海綿体などの異常、あるいは病変によって引き起こされる器質性 ED とこれら身体的に何ら異常、あるいは病変がなく、精神および情動の変化によって引き起こされる心因性(機能性) ED に大別することができる。しかし実際には ED の大半は器質性と心因性(機能性)要因が入り交じっている混合性 ED である。

　最近 International Society for Impotence Research(ISIR)【2000年11月末にオーストラリア、パースで開催された第9回世界インポテンス会議から学会の名称が Interna-

表 1. ISIR の新しい ED の分類

器　質　性
Ⅰ．血管性：A　動脈性、B　海綿体性、C　混合性
Ⅱ．神経性
Ⅲ．解剖学的
Ⅳ．内分泌性

心　因　性
Ⅰ．一般型
A．無反応型
1．一次性性的興奮の欠如
2．加齢に基づく性的興奮の低下
B．抑制型
1．慢性的な肉体関係障害
Ⅱ．状況型
A．パートナー関連型
1．特定の関係では興奮しない
2．特定の好みにより興奮しない
3．パートナーとの葛藤で中枢性の抑制
B．行動関連型
1．他の性機能障害と関連(例：早漏)
2．予期不安(例：また失敗するのではないか)
C．精神的な苦痛や適応に関連
1．否定的な感情(うつ状態)や大きな出来事 　　　(パートナーの死など)

(文献 3 より引用)

表 2. 日本性機能学会の ED の分類

(1) 機能的 ED 　　a) 心因性 ED 　　b) 精神病性 ED 　　c) その他 (2) 器質的 ED 　　a) 陰茎性 ED 　　b) 神経性 ED 　　　① 中枢神経 　　　② 脊髄神経 　　　③ 末梢神経 　　c) 血管性 ED 　　d) 内分泌性 ED 　　e) その他	(3) 混合型 ED 　　a) 糖尿病 　　b) 腎不全 　　c) 泌尿器科的疾患 　　d) 外傷および手術 　　e) 加齢 　　f) その他 (4) その他の ED 　　薬物・脳幹機能障害 　　など

(文献 1 より引用)

tional Society for Sexual and Impotence Research(ISSIR)に変更になったので今後発表される分類などは ISSIR の分類と呼ばれると思うが，既に発表されているものは ISIR の名称をそのまま使用することにする】では新しい分類(表 1)を発表しているが[3]、今、この分類のところは少し混乱している。それは勃起のメカニズムの解明が進み分子レベルで明らかになってきたので、心理的要因で起こる心因性 ED で性的興奮を伝える神経伝達物質が陰茎海綿体の平滑筋にうまく作用しないのと、外傷や手術などで神経が損傷されて起こる器質性 ED で、神経から神経伝達物質がうまく出なくて陰茎海綿体の平滑筋がうまく働

かない人と分子レベルでみるとたいした差がないのではないかということがわかってきて、心因性とか器質性といった分類はもはや時代に合わないのではないかと考えられるようになっているからである。現在この分類などをさらに見直す作業がISIRを中心に進められており、近い将来もっとすっきりした時代に合った分類ができる予定である。しかし本書では従来の日本の分類を使用することにする[1]（**表2**）。

1）器質性ED

従来、EDの大半が心理的要因による心因性EDと考えられていたが、EDの鑑別診断法が進歩するにしたがい、現在はむしろ器質性EDや混合性EDが多いことが判明した。

❶ 陰茎性

勃起時陰茎の硬結や索状物で湾曲したり、あるいは疼痛があったりして性交ができないもので、その原因として先天性のものでは陰茎湾曲症、尿道下裂など、後天性としては原因はまだ不明だが、陰茎に硬結ができるPeyronie病などがある。

❷ 神経性

勃起に関与する神経の障害の原因として、外傷（脊髄損傷、脳外傷）や手術（直腸、膀胱、前立腺のような骨盤内臓器の悪性腫瘍に対する根治手術も神経を損傷しないように注意して手術する神経温存手術が行われているが、原疾患が悪性のため、病気の進行具合によっては神経を犠牲にせざるを得ないこともある）、脳血管障害に伴う中枢神経障害、多発性硬化症、その他糖尿病やアルコール中毒による自律神経障害などがある。

❸ 血管性

陰茎海綿体へ流入する動脈系の障害による海綿体内に流入する血流量の低下をきたしてEDに陥る場合が動脈性EDで、主な原因として閉塞性動脈硬化症がある。また、骨盤内手術の際や骨盤骨折の際に動脈を損傷したり、会陰部の鈍的外傷によって内陰部動脈の閉塞をきたすこともある。一方、陰茎海綿体から出ていく静脈系の閉鎖機構の障害によって起こるEDを静脈性EDと呼んでいるが、これは陰茎白膜の異常（白膜組織の組成が加齢によって変化し弾力性がなくなるなど）によるものか海綿体組織そのものの変化によるものかまだはっきりしていない。

❹ 内分泌性

精巣機能低下による男性ホルモン（テストステロン）欠乏症と高プロラクチン血症が主なもので、このほか甲状腺機能亢進症、甲状腺機能低下症の際にもEDがみられ、このようなホルモンの異常が原因のEDを内分泌性EDと呼んでいる。

先天的な精巣機能低下によるテストステロン欠乏に伴うEDもあるが、最近は加齢に伴うテストストステロン欠乏に合併するEDが注目されてる。テストステロンが著明に低下した高齢者にあってもなお性欲があったり、勃起がみられたりすることから、テストステロンは勃起に直接関与しないと考えられていたが、最近テストステロンは性中枢におけるモノアミン（このアミン類が勃起を促進したり抑制したりしている）の効果を発揮させるのに重要であるばかりでなく、末梢においてもテストステロンが一酸化窒素合成神経（勃起を起こさせるのに最も重要な神経の一つ）を賦活していることが知られるようになった。実際に加齢とともにテストステロン欠乏によるEDが増加してくるし、これら症例にテストス

テロンを補充するとEDが改善することもわかった。

一方、高プロラクチン血症は視床下部のドーパミン代謝を亢進させて性腺刺激ホルモン(LH-RH)分泌を抑制することで性機能に影響すると考えられている。高プロラクチン血症で性欲の低下とEDのほかに射精障害をきたすことがある。高プロラクチン血症の原因として下垂体腫瘍、薬物などがある。

2）機能性ED

以上述べてきたような器質的な原因がまったくない場合には機能性EDと判断する。機能性EDはさらに心因性EDと精神病性EDに区別されている。

従来、精神障害、特にうつ病や不安神経症などは心因性EDの原因になると考えられてきたが、慢性の経過をたどることが多く、その病態の解明が進むにしたがってむしろ器質性EDに入れた方がよいのではないかと考えられている。さらに病気そのものよりも抗精神病薬が勃起機能を抑えたり、抗精神病薬の中には高プロラクチン血症を引き起こす場合もあり、これによってEDに陥っている場合もあり、精神疾患を機能性に含めることに疑問が出ているわけである。

心因性EDの心理的要因としてごく日常的にみられる心理的要因(現実心因：過去の性交の失敗からくる不安、失恋や夫婦間のトラブル、離婚、嫁姑の問題、仕事からくる不安やストレス、経済的破綻など)によって起こるものと心の奥底にひそむ心理的要因(深層心因：怒り、憎しみ、ねたみ、愛憎葛藤、生育上の諸問題、幼少時期における精神的外傷、ホモセクシュアルなど)によって引き起こされるものに区別されている。心因性EDの中で多くを占める新婚EDの共通した背景因子は見合い結婚が多い、童貞で結婚した者が多い、性的経験に乏しいなどで、このため初夜に過剰な緊張状態となり性交に失敗し、それがまた次も失敗するのでないかという予期不安となり、次の性交にも失敗し、このような失敗を繰り返すようになってEDに陥るものが圧倒的に多い。

3）混合性ED

多くの場合EDの原因は複数の因子が複雑に絡み合って起こると考えられ、器質的な原因が主であるにせよ、殆ど例外なく心理的要因も関与していることから、純粋に器質性とか機能性に区別することは困難で、両者が混在するものを混合性EDとして分類することが行われている。

混合性EDには糖尿病や腎不全などの慢性疾患に伴うEDがある。これら疾患では原因が多岐にわたり器質的要因に心理的、社会的要因が加味していることが多い。

4）その他のED

EDの原因がまだよくわからないものや薬物による、いわゆる薬物性EDなどがこの中に含まれる。薬物性EDは器質性EDに含めることもあるが、これは中止するとEDが改善すること(可変因子)から、器質性EDに含めないとする意見も多いのでここではその他のEDに分類した。

薬物がEDを引き起こすことはよくあるが、わが国では薬の説明書にもEDについて記

載したものは殆ど見当たらず、多くの医師や薬剤師はEDのことは知らないし、関心もあまりない。ところが種種なる薬がEDを引き起こし、EDの実に25%は病気そのものが原因でなく、病気の治療のために処方された薬によってEDが引き起こされているといわれている。

　その薬物の主なものは抗精神疾患薬(三環系抗うつ薬、セロトニン再取り込み阻害薬、ドーパミン拮抗薬、フェノチアジン、抗コリン薬など)、降圧薬(利尿薬、交感神経抑制薬、神経節遮断薬、β遮断薬、ACE阻害薬、カルシウム拮抗薬など)、ホルモン薬(前立腺がんの治療に使用する抗男性ホルモンなど)、抗潰瘍薬(H_2拮抗薬など)、このほか可変因子として過量のアルコール摂取、マリファナ、アンフェタミン、バルビツレート、阿片などの薬物乱用もEDの原因になる。

■文献
1) IMP研究会用語委員会：インポテンスの定義と分類についての提案．臨泌 39 ; 789-791, 1985.
2) NIH Consensus development panel on impotence. Impotence：JAMA 270 ; 83-90, 1993.
3) Lizza, EF(Chair)：Proposed definition and classification for male erectile dysfunction. International Society for Impotence Research Nomenclature Committee.

CHAPTER 2 わが国の性機能障害の実態と医療の取り組み

1 性機能障害の実態

　性機能障害は本人にとってやっかいな悩みであるばかりでなく、パートナーにとっても深刻な問題である。特に若いカップルにとっては性交や射精がないと子供ができないという問題もあり、より深刻である。しかし、これまで性機能の問題はあまり正面切って取りあげられたことはなかった。ところが1998年から欧米で、1999年からわが国でも勃起機能障害に対する経口治療薬であるクエン酸シルデナフィル（バイアグラ®）が発売されたのを機に、この男性性機能障害の問題がにわかに注目されるようになった。

　しかし、性に関する先進国である欧米でも性機能障害の実態が明らかではなく、ここにきてようやく全世界で性機能障害の実態調査が試みられつつあり、今後その実態が次第に明らかにされるものと思われる。このように性機能障害の実態が明らかになりにくかった理由の一つには性機能障害は直接生命にかかわらないこと、本人自身性機能障害は病気という認識が低いので、なかなか病院に行きたがらないためである。性機能障害は明らかな病気であるが、本人も周囲の人も病気だと認めないことが多く、なによりも"恥ずかしくて訴えにくい"ということがある。また医者自体があまり深刻な問題ではないという認識があったりして真面目に取り合ってくれなかったり、また、わが国では専門にこの問題を扱う医師もごくわずかで、しかも、このような専門医がどこにいるかの情報も不足しているため、何処に訴えに行ったらよいのかわからず、一人で悩んでいる人が多いためである。

　この男性の性機能障害には性欲の障害（性欲の減退あるいは欠如）、勃起障害や性交障害（勃起がなかなか起こらなかったり、勃起があっても不十分だったり、維持ができないために満足な性交ができない）、射精障害（早漏だったり、遅漏だったり、まったく射精がみられなかったり）、オーガズムの障害（オーガズムの減退あるいは欠如）などさまざまなタイプの障害がある。われわれがこれまで扱った性機能障害の中では勃起障害が圧倒的に多く性機能障害を訴えて来院した患者の約9割を占めていた。

　性欲の減退を訴える患者は、本人はこのことをあまり苦痛に感じていないので本人が訴えることは殆どない。

　射精障害、特に早漏は新婚カップルでは結婚当初ごく普通にみられるもので、時間の経過とともに自然に射精までの時間が長くなっていくが、結婚当初の早漏を病的と思い込み、神経質になり本当に早漏になってしまうことも稀ながらみられる。

　男性の性機能障害の中でも最も多い悩みである勃起がなかなか起こらなかったり、勃起がみられても不十分だったり、勃起はするものの持続できないなどのために満足な性交ができない（NIHの定義）いわゆる勃起障害：EDがわが国にどのくらいいるのかこれまで

表 3. わが国における各種疾患に合併する ED 患者数（1987 年）

	最少患者数	最大患者数
器質性 ED*	449,300	1,050,000
機能性 ED	630,000	1,750,000
加齢	994,000	1,368,000
計	2,073,300	4,168,000

平均 3,120,000

* 糖尿病、血液透析、動脈硬化症、高血圧、降圧薬、骨盤内臓器手術、脊髄損傷、多発性硬化症など

一度も正確な調査が行われたことはなかった。これは単にわが国だけの問題ではなく、世界でどのくらいの ED 患者がいるか調査されたことはなかったのである。それは一つには性に関する問題は極めて秘密に属する問題で他人には話したくないということもあり、特にわが国では ED は病気だという認識が低いので、厚生省は 3 年ごとに患者数の調査をして総理府統計局より「患者調査」として報告しているが、この患者統計の中にも ED は含まれていないのである。そこでわれわれは 1987 年にいろいろな疾患に合併する ED、例えば糖尿病には何％の ED が合併するか、骨盤内臓器の癌である直腸癌や膀胱癌に対する根治手術後に ED が何％発生するのか報告されているので、厚生省で発表されるこれら疾患の患者数に ED 合併率を掛けて各種疾患に合併する ED 患者数を算出する方法でわが国の ED 患者数を推計したことがある[1]（表3）。この折りの ED 患者数は最少で 2,073,300 人、最大 4,160,000 人、平均 3,120,000 人であった。ところが同じ方法で 1998 年の ED 患者数を推計してみると最少 4,411,900 人、最大 9,506,400 人となっており、この 10 年間に ED 患者数が 2 倍以上に増加していることがわかった[2]（表4）。この増加の主な要因は加齢に伴う ED 患者数が著しく増加したことによることがわかっている。これは人口の老齢化の影響が現れたものであり、今後高齢の ED 患者数がますます増加の傾向を示すものと思われる。

1）世界における ED 患者の実態

このようなわが国での調査とは別に、世界中に ED 患者がどのくらいいるのか調査しようという試みがなされ、わが国はブラジル、イタリア、マレーシアと組んで 4 カ国で同時に調査が行われた。わが国では疫学の専門家の参加を得て「成人男子の健康と性に関する調査」委員会を組織し（委員：阿部輝夫あべメンタルクリニック院長、精神科医；丸井英二順天堂大学医学部教授、疫学専門；石井延久東邦大学医学部教授、泌尿器科医；林邦彦群馬大学医学部助教授、筆者）、日本性科学情報センターが中心になって調査を行った。

調査方法は全国 100 地点で住民基本台帳より 30～79 歳の 2,000 サンプルを層化二段階無作為抽出法で抽出し、この 2,000 人に質問紙（質問内容は 4 カ国共通だがわが国では少し変えている）を郵送して係員が直接回収した。回収率は 51％で、性に関するこの種の調査では高い回収率が得られた。回収したデータはアメリカの専門家に送って解析を依頼し、その中間報告は委員の丸井[3]が 1998 年アムステルダムでの第 8 回世界インポテンス会議で報告し、最終報告は近々誌上に発表する予定になっている。この中間報告（図1）をもとにそ

表 4. 日本における原因疾患別 ED 患者数

	原因疾患	最少患者数	最大患者数	備考
器質性 ED + 混合性 ED	糖尿病	339,900	566,500	*
	透析（腎不全）	41,400	47,500	**
	高血圧	57,400	2,296,000	**
	脳血管障害	300,000	403,000	**
	動脈硬化	21,600	29,100	**
	骨盤内手術			
	直腸・S状腸・肛門腫瘍	3,700	47,000	**
	前立腺腫瘍	21,800	52,800	**
	膀胱腫瘍	4,200	12,900	**
	脊髄損傷	3,100	23,200	**
	多発性硬化症	500	500	**
	加齢（60～79歳）	2,925,000	4,700,400	***
小計		3,718,600	8,178,900	
機能性 ED		953,700	1,225,200	****
総計		4,672,300	9,404,100	

　* 平成9年糖尿病実態調査　厚生省保健医療局　生活習慣病対策室　平成11年4月
　** 平成8年患者調査　厚生省大臣官房統計情報部
　*** 国勢調査　総務庁統計局　平成9年10月1日現在の人口より60～79歳の男性人口算出
　**** McKinlay JB, DiGruttolo L, Glasser D, Sweeney M, Shirai M：International differences in the epidemiology of male erectile dysfunction(MED). Int J Impotence Res 10(Suppl 3)；S 42, 1998.

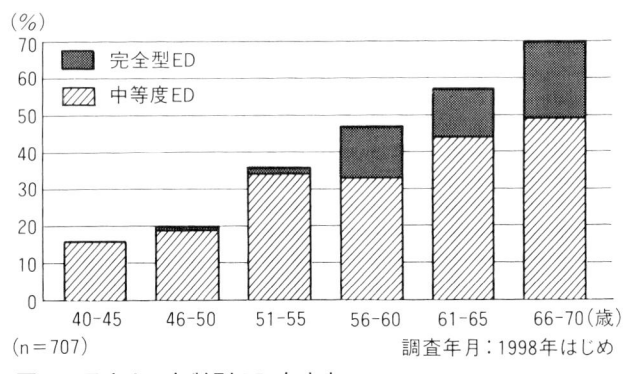

図 1. 日本人の年齢別 ED 有病率

の年の男性人口からわが国の ED 患者数を計算してみると、31～70歳のうち完全な ED 患者数は 1,740,000 人、中等度の ED 患者数は 8,000,000 人、軽度の ED 患者数を含めるとわが国には 9,800,000 人以上の ED 患者がいることがわかった。今回の調査成績を同時に行ったブラジル、イタリア、マレーシアと比較してみると、わが国の全体的な ED の有病率は 39% なのに対し、ブラジル 15%、イタリア 21%、マレーシア 16% とわが国がずば抜けて ED 有病率が高いことがわかった（図2）。これはわが国はほかの国と比較して人口の老齢化が進んでいるためで、わが国では ED 患者数の 43% が 61～70歳の高齢者で占められていた。そこでアメリカのマサチューセッツ州、ボストン近郊を中心に行われた高齢者の ED の疫学調査[4]（Massachusetts Male Ageing Study：MMAS といわれ、この疫学調査は ED の疫学調査のモデルとしてよく引用されている）のデータと今回のデータを比較し

― 4ヵ国のED有病率の比較 ―
（完全＋中等度ED）

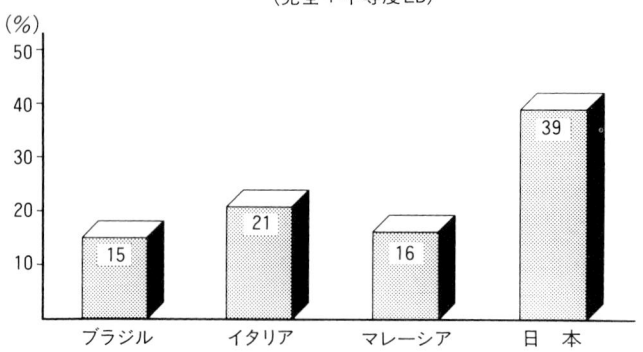

図2．EDの国際疫学調査

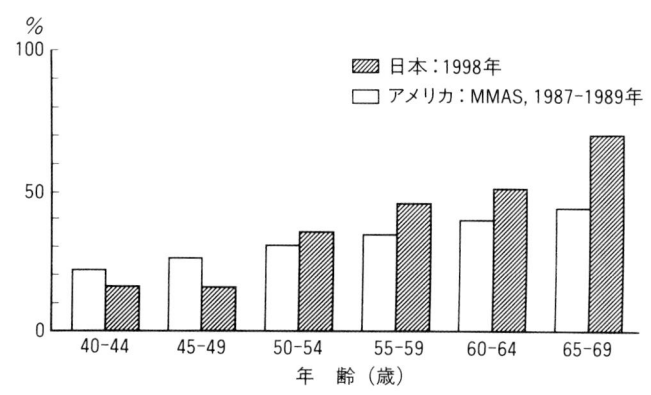

図3．わが国とアメリカの年齢別ED有病率の比較

てみると（図3）、全体的には日本もほぼアメリカと同じくらいのED有病率だが、高齢者は日本の方がむしろ高いことがわかった。このようにわが国には大変な数のED患者がいることがわかったのである。

一方、アメリカの研究者たちは日本のED患者の推計値は少し少ないのではないかと考えている。それはアメリカのED患者数は約30,000,000人といわれており、先に述べたようにMMASとの比較でアメリカ人と日本人とほぼ同率でEDが発生していることから、日本の人口はアメリカの約2分の1なので日本には15,000,000人のED患者がいるはずだというのである。いずれにしても驚く数字なのである。

2）わが国におけるED患者の実態

一方、既に述べたように1987年に行った疾患別のED患者数算出と同じ方法で厚生省の［患者調査］に基づく各種疾患に合併するED患者数を算出した1998年の推計値では、最大で9,500,000人となっており、今回の疫学調査のデータと極めて近い値を示しており、この調査法は今後疫学調査に代わる方法として利用できそうだということがわかった。本来このような疫学調査は国の機関が行うべきであるが、わが国ではまったく期待できそうに

ないので、われわれがするしかなかったのである。このように約10,000,000人もいる病気はほかにはあまりなく、EDがしばしば合併することで有名な糖尿病でさえ予備軍も含めて13,700,000人といわれているので、EDは今や稀な疾患ではなく、ごくありふれた疾患であるといえる。

疫学調査を行うには大変な経費と時間と労力が必要で、そうたびたび実施できないため、3年ごとに発表される厚生省の「患者調査」に基づく各種疾患の患者数と各種疾患に合併するEDに関する最新の、そして信頼のおける文献を検索し、われわれが行った方法でわが国のED患者数を推計するという方法を今後も3年ごとに継続していきたいと考えている。

さて、ここでわが国のEDがどんな原因で起こっているか、今回の調査データからみてみると、まず大きく変化したことは、かつてEDは90％以上が心理的要因によって引き起こされる心因性（機能性）EDだとされていたのが、最近はだいぶ変化して心因性は減り勃起に関与する神経、血管、組織、ホルモンなどに何らかの器質的変化のある器質性EDが増加してきたことである。これは鑑別診断法が進歩したためで、特に陰茎の勃起に関与する血管系（海綿体組織を含む）の検査が大変進歩したからである。勃起は陰茎の海綿体に血液が流入して起こる現象なので、ここに血液を送り込む、あるいはここから出ていく血管や海綿体組織自体の関与が一番大きく、血管系の検査ができるようになったのがED診断の精度を著しく向上させたのである。

❶ 高齢化現象とED

さて、各種疾患に合併するED（表4）の中で加齢に伴うEDが群を抜いて多く、これは人口の急速な高齢化による高齢人口の増加を反映するもので、この傾向は今後ますます強くなると予想される。これら高齢EDの原因の多くは加齢に伴う陰茎支配血管系の変化と男性ホルモンの欠乏が関与しているが、この年代の妻は更年期を過ぎてホルモンの関係で性欲の低下や、性的興奮があっても膣分泌液の不足からくる性交痛などがあって性交をいやがったり拒否するケースも多く、それがきっかけでEDに陥ってしまう男性も多い。このほか女性からのいろいろな心理的抑制がEDの原因となっている場合がある。また中高年層のEDでは糖尿病、高血圧など生活習慣病の増加に伴って増加してくるし、直腸癌や膀胱癌といった骨盤内臓器の悪性腫瘍も増加し、その根治手術を受けた後のEDの増加もみられる。最近は勃起に関与する神経を温存する手術法も普及してEDの発生率は低下してきているが、原疾患が悪性のため病気の進展具合によっては神経を犠牲にしなければならないこともある。また、このような手術を受ける患者数自体が増加しているので、このような手術後のEDの患者全体ではむしろ増加しているわけである。

❷ ストレスとED

また働き盛りの年代では職場でのストレス、ことに急激な情報化でコンピューターの導入が盛んで中年層ではこれに対応できないことが多くストレスとなっている、いわゆるテクノストレスによるEDが問題になっている。これは中高年だけの問題ではなく若い年齢層でもEDというのではないが、コンピューターのプログラマーの中にコンピューター依

存による人間とのコミュニケーションがうまくできなくなって妻にまったく興味を示さないセックスレスに陥っている人が増加しており、ハイテク機器の心身に及ぼす影響が問題になっている。このほか中年では社会的責任も重くEDのみでなく、うつ病も増加し自殺者も急増していることも問題である。

さて若年層では心理的要因によるものが多く、その心理的要因も多岐にわたっている。特に結婚をしたもののうまく性交ができない、いわゆる新婚EDも増加している。この多くは性知識が不足しており、性交の経験もなく初夜にどうしてよいかわからず、焦れば焦るほど勃起せず結局性交に失敗し、神経質な人はこのことを深刻に思い、また妻に責められたりすることにより余計に自信がなくなり、それが次の性交も失敗するのではないかという予期不安を招き次の性交もうまくいかず何度も失敗を繰り返しているうちに条件付けされて（条件反射）、妻と向き合うだけで必ず勃起しないという反応が出てしまうようになる。この新婚EDは離婚の原因ともなり、本人ならびにパートナーにとっては大変深刻な悩みである。このようにEDは各年齢層にみられる。

❸ EDと合併症

今までは心因性EDと器質性EDについて述べてきたが、このどちらの要素も混在する混合性EDも多い。糖尿病を例にとってみると鑑別診断の結果神経や血管などに障害があるのは70.3％で、あとの3割は機能性EDである。糖尿病にEDが合併することはあまりにもよく知られているので、糖尿病と聞いただけでEDに陥ってしまう人も多い。また心血管系疾患に合併するEDも同様で、性行為が心臓に悪いのではないかという心配からくるEDが圧倒的に多いほか、高血圧のため降圧薬を服用中に勃起を抑えてしまう場合もある。このように器質性と機能性が混在している混合性EDが非常に多く、器質性、機能性を明確に区別できるのはむしろ少ない。今回のわれわれの疾患別EDの調査結果をみてもそのことがよくわかる。

今、わが国の医療界に求められているのはEDの診療もきちんとした疫学調査に基づき、積み重ねられた研究成果の中から最も信頼のできる根拠に基づいて診断に必要な最低限の検査は何か、治療効果判定に必要な検査は何か、またそれをいつ行えばよいかなどを決定し、個々の患者の症状の違いや希望する治療法、あるいは患者の価値観などを考慮して治療方針を立てていく、「根拠に基づく医療 evidence based medicine：EBM」が実施されなければならないということである。そしてこれは一部の専門医のためのものではなく、一般臨床医にも実践可能なものでなければならない。

❹ ED専門外来は？

ところで、これだけ多くのED患者のうち実際に医療機関を訪れる患者はごく少なく、アメリカのような日本より性について開放的な国でも、実際に医療機関を訪れる患者は15％に過ぎないといわれている。日本ではわれわれの一般市民のEDに関する調査[5]ではED患者のわずか4.8％しか医療機関を訪れていないことがわかった。バイアグラが発売された今日でも、ある調査によると、もしEDに陥ったら「医師に相談するか」という問いに対し、相談に行くと答えたのは20％に過ぎなかったという。このようにEDの殆どは誰

とも相談できずに一人で悩んでいるわけである。特に日本では患者自身、特に高齢者では、年齢のせいだと諦めていたり、いい年をしてEDのことを訴えるのは恥ずかしい、こんなことを訴えたら笑われるのではないかと考える人も多く、一人で悩んでいるうちに10年も経ってしまったという患者が実際にいる。また、受診しようにもどこにEDの専門家がいるのか情報がほとんどない、日本の医療機関では診療室がカーテン1枚で仕切られていて話が周囲に筒抜けで患者のプライバシーが保たれるようにはなっていないところが殆どということがある。また医師の多くはEDに関心が低く、患者が悩みを訴えても真剣に聞いてもらえないどころか、外科で直腸癌の手術を受けた後にEDに陥って悩んだ際に、手術を担当した医師に相談したところ、"命を救ってやったのだから、それだけでもありがたいと思え"と怒鳴られたというケースもある。ただ最近は患者の生活の質(quality of life：QOL)が重要視されるようになり、前述のような医師は少なくなっているようで、バイアグラが発売されてからは一般人だけでなく医師もEDにだいぶ関心が深まってきている。EDはこれだけ多く、ごくありふれた疾患で、患者のEDに対する意識も少しずつ変化してきているため、EDのことを医師に相談するようになってきていることから、医師の方も自分は専門外だからといってはいられない時代になってきているのである。ただ残念なことにEDを専門に扱える医師は極端に少なく、また一般人には何処にEDの専門医がいるか、また、何処に聞けば正確なEDの情報が得られるのか、まったくわからないのが現状なので、われわれはこのような現状を打開するため現在努力しているところである。

2 性機能障害に対する医療の取り組み

　明治以降わが国は西欧文化を輸入して近代化を図ったが、医学も例外ではなく西欧、特にドイツ医学から多くのことを学んだ。

　女性の場合は妊娠、出産があるので女性の性機能についての研究は古くより行われてきた。一方、男性の場合は生殖器についての解剖が中心で、性機能についての研究はごく限られた研究者により細々と行われ、本格的な研究が行われるようになったのは1950年以降のことである。

　まず、ヒト陰茎の勃起のメカニズムの研究が行われたが、陰茎の血管構築とその神経支配などが中心であった。その後実際に血液がどのように血管に流入して勃起を生じさせるのか、また勃起がどのようにして維持されるのか、いわゆる血流動態からみた勃起のメカニズムの研究が行われるようになった。やがてこの血流を変える神経はどんな神経なのか、またこの神経の刺激を伝える神経伝達物質は何かということも次々と明らかにされ、このような基礎的知識がEDの診断や治療に応用されEDのより正確な診断や的確な治療が可能になった。

　従来、EDのほとんどが心理的要因によって起こると考えられており、したがってEDの治療は心理療法と決まっていた。ところがEDの鑑別診断が可能になると、EDのすべてが心理的要因によって引き起こされているものではなく、勃起をコントロールする神経系の障害、血管系(海綿体に流入する動脈系、流出する静脈系および海綿体組織そのものを含め

て）やホルモン系の障害によるEDが多いことが次第に明らかになってきた。また最近では純粋な心因性EDは少なく器質性要因と心理的要因が混在する混合性EDが多いことが明らかになったことは先に述べた通りである。したがって治療法も従来心理療法が中心だったのが最近心理療法以外にそれぞれに適した治療法の選択が可能になってきている。特にEDの治療に革命的な変化をもたらしたのはフランスのVirag ら[6]により偶然発見された血管拡張薬の塩酸パパベリンの陰茎海綿体注射である。塩酸パパベリンを陰茎海綿体内に注射すると、海綿体を含む血管系が正常であれば自分の意志と関係なく勝手に勃起、性交しても薬の作用が切れるまで勃起は持続する。この塩酸パパベリンの陰茎海綿体注射はEDの治療に使えるだけでなく、神経系に障害があっても血管系に障害がなければ勃起するので血管系に障害があるかないかの鑑別も可能であり、診断や治療法に著しい進歩をもたらした。ただ、塩酸パパベリンは時々勃起が長時間続き（持続勃起症）、治療しないと勃起が収まらないことがある。また時に海綿体に繊維化、硬結が起こることもある。そこでIshii ら[7]により同じ血管拡張作用のあるプロスタグランジンE_1が世界で初めて臨床応用され、最近では世界中でもっぱらこのプロスタグランジンE_1が使われるようになった。しかしプロスタグランジンE_1は塩酸パパベリンと比較して価格が格段に高いので、今でも塩酸パパベリンを使用している人もいる。欧米では糖尿病の患者が自分でインスリンを注射するように、塩酸パパベリンやプロスタグランジンE_1を自分で陰茎に注射することが許されているので、バイアグラ®の出現まではED治療法の第一選択として広く使用されており、この治療法はEDの治療の歴史に革命をもたらしたことは確実である。しかし、わが国では陰茎は血管とみなされ陰茎に注射することは医師以外には許されていないので、塩酸パパベリンやプロスタグランジンE_1の陰茎内注射はその都度医師にしてもらわなければならず、治療法としては普及せず、もっぱら血管性EDの鑑別診断法としてのみ使用されている。

１）治療薬としてのクエン酸シルデナフィル（バイアグラ®）の開発

最近、性的興奮を陰茎に伝える神経伝達物質の中で最も重要なのは一酸化窒素（NO）であることが明らかになり、この一酸化窒素はL-アルギニンからNO合成酵素（NOS）により合成され、陰茎海綿体内の平滑筋細胞内に入り細胞内のグアニール酸シクラーゼを活性化してサイクリック・グアノシン・1燐酸（サイクリックGMP）を産生し平滑筋を弛緩させ、陰茎海綿体内に血液が流入して勃起が起こることがわかった[8)9)]。ここで合成されたサイクリックGMPはホスホ・ジエステラーゼ・タイプ5（PDE 5）という分解酵素で速やかに加水分解されて活性のないGMPになる。このPDE 5を選択的に阻害する薬がクエン酸シルデナフィル（バイアグラ®）である。そもそもこの薬は心臓の冠動脈を拡張する薬として開発中に心臓にはあまり効かなくて陰茎の血管を拡張させ、勃起することがわかった。後で判明したのであるがPDEにはアイソザイムが9種類も存在することがわかり、陰茎にはPDEタイプ5が多かったため陰茎によく効いてEDの治療薬として開発が進められたわけである。バイアグラが勃起を維持させるわけは性的刺激が神経伝達物質のNOにより陰茎血管や海綿体の平滑筋細胞へ伝えられ細胞内に産生とされたサイクリックGMPが血管を広げて勃起を起こさせるが、これを分解するPDE 5がバイアグラによって阻害されてし

まうので分解されず蓄積して勃起が維持されるわけである。わが国の主な製薬メーカーもこのPDE5阻害薬は持っていたのだが、残念ながらEDにはまったく関心がなかったためEDの治療薬として開発するという発想は生まれなかったのである。こうして世界で初めて経口ED治療薬が誕生したわけである。この薬は偶然発見されEDに確実に効く素晴らしい薬として開発されたが、勃起のメカニズムの解明がこのところ急速に進歩していたので、この薬は開発されるべくして開発されたと考えられる。そしてこの薬の開発により、さらに勃起のメカニズムの分子レベルでの解明が進んでおり、今後同じようなEDの治療薬が次々と開発されるものと思われる。

　バイアグラはわが国でも1999年3月23日より厚生省からEDの治療薬として承認され医師の処方があれば使用できるようになった。ただ、一酸化窒素が神経終末から放出され海綿体平滑筋細胞内でサイクルGMPが産生されなければバイアグラを服用しても勃起は起こらない。それはバイアグラはサイクリックGMPを分解するPDE5を阻害する薬だから分解するサイクリックGMPが産生されなければ分解のしようがなくバイアグラを飲んでも何も起こらないのは当然である。この辺がマスコミによって誤って報道され、これを飲めば勝手に勃起すると思い込んだり、性欲が高まるのではないかといった過剰な期待から発売前よりあのような馬鹿げた騒ぎになったわけである。また、この薬の薬理作用からNOが放出されるような薬剤と併用すると一気に全身の血管が拡張して血圧が急激に下降して危険なので、心臓が悪く硝酸薬(ニトログリセリン、硝酸イソソルビドなど)や一酸化窒素供与薬(ニコランジルなど)を服用している人はこの薬との併用は禁忌である。いずれにしても医師の処方が必要で、使用に関するガイドラインを守って処方する必要がある。

　また、いろいろな合併症のあるED患者にも本剤の投与が試みられており、当初効果が期待できないと思われていた疾患でも良好な成績が報告されており、バイアグラははじめより投与できない症例を除いたEDに対して第一選択の治療法で、ED治療法の革命(第一の革命が血管拡張薬の陰茎注射であるとすればバイアグラは第二の革命といえる)をもたらし、これによって患者のQOLが著名に改善された。

2）その他の治療薬

　ただ、この薬の効果が約7割なので残る3割や、はじめからこの薬を使用できない患者にはこの薬以外の治療法が必要になる。そこで陰圧式勃起補助具(EVD)が使用されている。これはプラスチックの筒内に陰茎を挿入し、吸引ポンプ(電動式と手動式がある)で筒の中を陰圧にすると血液が陰茎海綿体内に吸い入れられ勃起状態が得られる。この時、あらかじめ筒に装着しておいた絞扼リング(シリコンゴム)をスライドさせて陰茎の根元を絞扼して陰茎内の血液を返さないようにして勃起を維持させ、筒を除いて性交を楽しむ。30分間以上陰茎を絞扼しないように注意する。この方法は慣れが必要で、手や身体が不自由なためにどうしても上手に装着できなかったり、パートナーの前で装着してムードが壊れてしまうこともあるなど欠点もあり、どうしてもEVDが使用できない場合には最後の手段として陰茎海綿体内に支柱(プロステーシス)を埋め込む手術がある。

　陰茎内に埋め込むプロステーシスはわが国で臨床試験が行われ厚生省より使用承認が得られているのは現在のところ3種類のみである。これらはいずれもアメリカ製で、一種類

表 5. 諸外国のバイアグラに対する償還状況(ファイザー製薬の資料より)

	償還制限				保険償還に向けた動き
	特定疾患を有する患者のみ	年齢	錠剤数	その他	
アメリカ (メディケイド)*	1州	5州	26州	メディケイドによる事前審査(20州)	
スウェーデン					
アイルランド			○		
フィンランド	○				
オーストリア	○		○		
英国	○		○		特定疾患による制限を廃止するよう NHS に要請(英国医師会)
オーストラリア				退役軍人のみ	
ポーランド				退役軍人のみ	
カナダ				退役軍人のみ	
ドイツ		(現在保険償還なし)			患者団体による行政訴訟

* 米国では 37 州およびワシントン D.C. のメディケイドで償還されている
・バイアグラ以前の ED 治療薬は、ほとんどの先進諸国で償還されてきた
・バイアグラを償還対象とする国は増えつつあり、現在以上の 9ヶ国で償還されている

はインフレータブルタイプ、他の 2 種類はノン・インフレータブルタイプといわれるものである。インフレータブルタイプの AMS 700 CX® は左右の陰茎海綿体の中に埋め込むシリンダーと、そのシリンダーの中に血液の代用をする液を出し入れするポンプ(陰嚢内に埋め込む)、液を入れるタンク(膀胱の上部に埋め込む)、これら各部を結ぶ連結管からできている。ポンプを押すとタンクの液がシリンダーの中に入って生理的な勃起に近い状態が得られ、不要になったらポンプについている弁を押すとシリンダー内の液がタンクに戻り陰茎は勃起前の状態に戻る。これは最も生理的に近いが 3 ピースからなり手術もやや複雑で入院が必要である。ノン・インフレータブルタイプにはシリコン棒の芯に金属製ワイヤーが束ねて入っている AMS 600® と関節状の装置が入っていて大変曲がりやすいし Dura II® がある。これらノン・インフレータブルタイプの手術は局所麻酔で日帰り手術も可能である。これら手術を受けた患者の満足度は AMS 700 CX® では非常に満足度は高いが、これらのプロステーシスは手術を含めてすべて保険の適用でないので患者の自己負担となる。それと、このプロステーシス移植手術は本人のためというよりパートナーのためのもので、ED 患者がパートナーにこの手術を受けたいと相談するとそんなことまでして性交してほしくないという女性が多く、日本ではこの手術はあまり普及していない。

　さらに現在ではまだ実験段階であるが、ED の遺伝子治療や再生医療が始まっており 21 世紀の ED の有望な治療法として注目されている[10)11)]。

　以上述べてきたように、ED の研究の進歩により ED の鑑別診断も可能になり、また、治療法の選択肢も増えて、従来のように誰にでも一律な検査をし、同じような治療をすることはほとんどなくなり患者にいろいろな治療法を提示し、それら治療法をよく説明して患者に希望する治療法を選択してもらい、その治療法に必要な検査を進めるようになってき

ている。

　しかし、わが国ではまだまだEDに対する認識が低く、ようやく最近になってEDの重要性を認識されるようになり、特に少子化対策の一環としても重要であることが少しずつ理解されてきている。若い層のEDは不妊の原因になり男性不妊症の中でEDの占める率は低くなく、しかも原因不明の精子形成不全の治療は大変困難なのに対しEDや射精障害の治療はバイアグラの出現や補助生殖医療技術の進歩により容易になり、EDや射精障害の治療が少子化の防止に役立つことが明らかになったからである。ただ残念なことにEDの診断法や治療法で保険が適用になっているものはいまだに一つもないことである。このようなことは先進国でわが国だけで、ほかの先進国ではその適用に差はあるものの保険が一つも認められていない国はほとんどないのである(表5)。最近われわれが行ったEDの治療に関する一般市民の意識調査[5]では、男性の41.4％、女性の38.9％が「すべて保険適用すべき」と回答し、また男性の43.0％、女性の50.2％が「制限つき保険適用すべき」と回答しており、男女共80％以上がED治療に対し何らかの保険適用をすべきと考えていることが明らかとなった。保険適用すべき対象として脊髄損傷、糖尿病、透析を要する腎不全、大腸癌術後などが挙げられている。このように一般市民のEDに対する意識も変化してきているし、EDの疫学でもわかったようにEDはもはやごく普通のありふれた病気でほかの疾患と同様にEDが保険によって治療が可能になるよう強く国に働きかけて行かなければならないと思っている。それとわれわれ医療関係者自身がEDに対する認識を変えていかなければならない。

■文献

1) Shirai M, et al : A stochastic survey of impotence population in Japan. Impotence 2 ; 67-93, 1987.
2) 白井將文：EDの疫学とリスクファクター；臨牀と研究 76；841-843，1999．
3) Marui E, et al : Cross-national epidemiologic study of erectile dysfunction. Medical Tribune p. 12, 1998.
4) Fedman HA, et al : Impotence and its medical and psychosocial correrates : results of the Massachusetts Male Ageing Study. J Urol 151 ; 54-61, 1994.
5) 白井將文，ほか：勃起障害及びその治療に関する一般市民意識調査．日性会誌 15；248-249，2000．
6) Virag R, et al : Intracavernous injection of papaverine for erectile failure. Lancet 2 ; 938, 1982.
7) Ishii N, et al : Intracavernous injection of prostaglandin E_1 for treatment of erectile impotence. J Urol 141 ; 323-325, 1989.
8) Kim N, et al : A nitric oxide-like factor mediates nonadrenergic noncholinergic neurogenic relaxation of penile corpus cavernosum smooth muscle. J Clin Invest 88 ; 112-118, 1991.
9) Bush PA, et al : The L-arginine-nitric oxide-cyclic GMP pathway mediates nonadrenergic-noncholinergic neurotransmission in the corpus cavernpsum of human and rabbit. Circulation 87(Suppl V) ; V 30-V 32, 1993.
10) 公文裕巳：ED治療の最前線と21世紀への展望；Apomorphine，その他について．日性会誌 15；200-203，2000．
11) 佐藤嘉一，塚本泰司：米国でのED治療の新しい流れ；遺伝子治療・再生医学・中枢神経系薬剤．日性会誌 15：205-207，2000．

CHAPTER 3
性機能障害を引き起こすさまざまな要因

1 社会的環境要因

1）ストレス社会

　ストレスという言葉は本来工業用語で"歪"を意味するもので、Selye はいろいろな原因で生体にひずみ状態が生ずると生体の恒常性が乱され、このひずみ状態をストレス状態と定義している。このように生体にストレス状態を引き起こす種々の因子をストレッサーと呼び、ストレスは生体内に起こる生理的、心理的歪みであるとしている[1]。

　また生体に不快なストレスをデイストレス、快適なストレスをエンストレスとして区別し、ほどよいストレスは人生のスパイスとも述べている。現代社会のように国際化、情報化が高度に進み生活環境、社会環境に適応するために人々は皆神経をすり減らしている。

　このストレッサーには物理的(騒音、寒冷、暑熱、火傷など)、化学的(酸素欠乏、一酸化炭素、炭酸ガス、種々の薬剤：サリチル酸製剤、アルコール、ペニシリンなど)、生物学的(細菌感染、毒素：エンドトキシンなど)、精神的(疼痛、外傷、手術、拘束など)などがあるが、中でも精神的ストレスが最も重要で、人がストレスにさらされると生体ははじめショックに陥り抵抗力が低下するがストレスが長く続くと、神経、内分泌、免疫力も協力して抵抗力を高め、さらにストレスが長引いたり過剰であったりすると遂には死に至ることもある。

　ストレスを受けた個体はストレスを疲労や過労として自覚し、これが続くと過労死や突然死が発生することはよく知られていることである。過労死に至らないまでも、うつ傾向に陥り遂には自殺にまで追い込まれることも多く、オーバーワークによる過労からうつ傾向に陥り自殺に至った、明らかに過労がもとであることが証明されたケースもあり、このようなケースは過労死として認定されるようになった。このように最近自殺が急増し、これは精神的なストレスからくる一つの憂慮すべき社会現象である。

　男女ともストレスに対して同じような影響を受けるが、自殺者の男女比をみると圧倒的に男性が多く(図4)、これは一つにはまだまだ男性社会で、働く女性に比べて男性の方が多いので自殺者数が多いのは当然といえるが、ストレスに対する応答に男女差があるのではないかと考えられている。そしてストレスに対して女性の方が男性より強いといわれており、その根拠として血中免疫グロブリンが女性の方が男性より高いことが挙げられていて、これは女性ホルモンがこれら免疫系の機能を亢進させるためであろうとされている。その仕組みは現在内分泌学の分野で解明が進められていて、ストレッサーは大脳皮質-辺縁系を経て、種々なる神経伝達物質ないし神経調節物質によりその刺激が視床下部に伝達され、

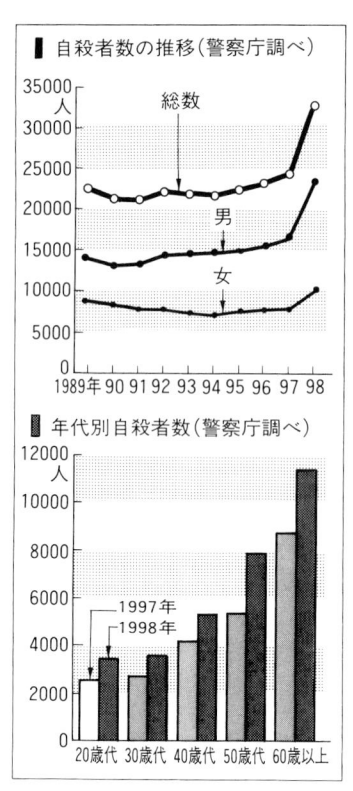

図 4. 自殺者の男女別、年代別推移
（朝日新聞記事，1999 年より引用）

視床下部で二つの主要な伝達経路に分かれる。その一つは副腎皮質刺激ホルモン放出ホルモン（CRH）-下垂体での副腎皮質刺激ホルモン（ACTH）-副腎でのコーチゾール系であり、他方は主にノルアドレナリンを神経伝達物質とする自律神経（交感神経）系で最終的には副腎髄質に至りアドレナリンとノルアドレナリンが分泌される系である。この二つの主要経路に最近は免疫系が深く関与していることが明らかにされている（図5）。ストレスにより女性では無月経、男性では性欲の低下やEDに陥ることは古くより知られているところである。これはストレスがあると内因性オピオイドを介してCRHが脳の内側視索前野を含めた複数の部位に作用して性腺刺激ホルモン放出ホルモン（LH-RH）の分泌を抑制し精巣からのテストステロンの分泌を低下させることが考えられている[2]（図6）。一方、勃起に及ぼす急激なストレスの影響の場合は、このようなテストステロンを介するものではなく直接自律神経（交感神経）を介する海綿体平滑筋の緊張の増強が考えられる。

　最近、これらストレス応答に対する細胞レベルでの研究が進んできて、さまざまな因子が関与していることがわかってきた。その一つであるストレス蛋白の変化を情動の異常を代表するうつ病の患者と健康人の末梢血中で比較してみると、うつ病患者で増加しており、しかも性差があることがわかった。また視床下部周辺の分界線条基底核の内側は性行動を規定し、外側はストレスに反応し不安やうつと関連しCRH、脳腸ペプチド（VIP）などが発

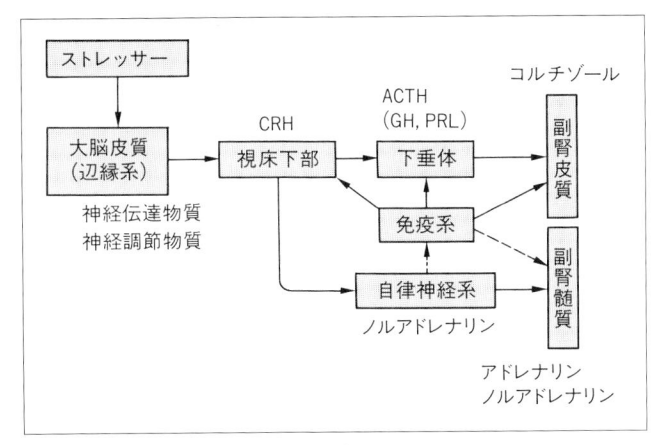

図 5. ストレスの伝達経路の模式図
(文献 1 より引用)

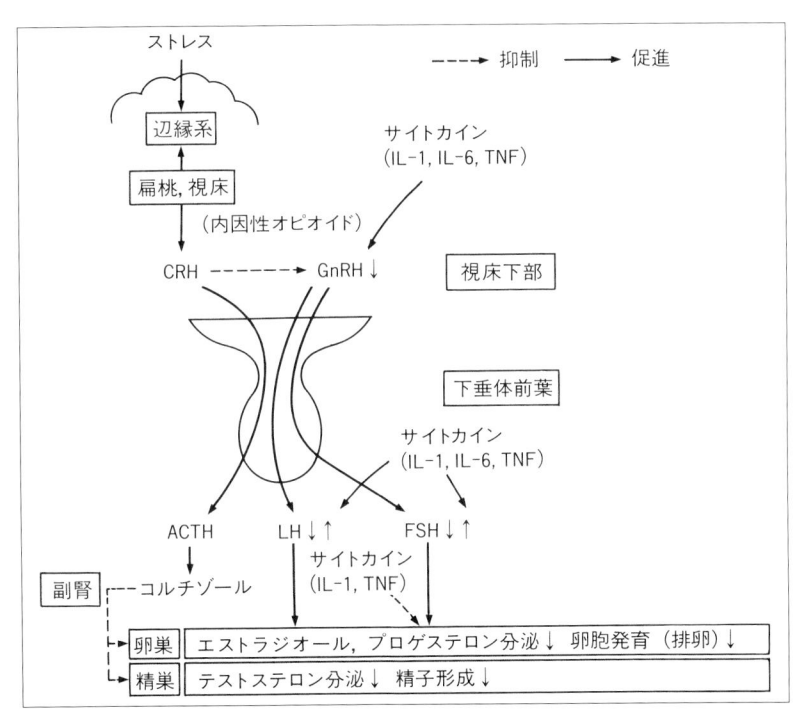

図 6. ストレスと視床下部-下垂体-性腺系機能との関連
(文献 1 より引用)

現に関与することが明らかにされており、ストレスはうつ傾向や不安を引き起こし、その結果性欲が減退して ED に陥るというこれまでの定説は誤りで性行動の中枢が情動の中枢と表裏一体になっているのでストレスによって同時に性機能障害が起こると考えるのが正しいことがわかった。いずれにしてもストレスが加わると ED が発生する病態が科学的に証明されたわけである。ただ普通の程度のストレスであればその影響を最小限に食い止めようとする防御反応が自動的に働き、身体的障害が現れずにすむ。心身症として身体症状

が表れるのにはその条件として一つにはストレスの強さ、一つにはストレスの持続が問題になる。

さて、現代のようにストレスの多い時代では誰でもEDに陥る危険性があることは前にも述べた通りである。

かつて共同通信社が主催して「現代社会と性に関する調査専門委員会」(委員長＝石川中東京大学医学部心療内科初代教授)が組織され、私もメンバーとして加えていただいて、わが国の経済の高度成長に大きく貢献してきた経済戦士たちの性がどのように変化し、特に大きなストレスを受けているであろう責任ある立場の管理職とそうでない一般職では差があるのか調査が行われた。この種の調査では正しく答えているかその信頼性が問題になるが、この調査の場合は同じ質問を夫と妻に同時に別々に答えてもらい回収して、夫と妻の回答を突き合わせて両者にどれだけの差があるか検討している。これによると両者の答えには微妙な差がみられ、夫の方が少しオーバーに答える傾向がみられる。例えば性交回数などは夫が妻より高い頻度の回答をしている。しかし、夫と妻の答えは同じ傾向を示しており、夫の答えの信頼性が裏付けられた。

この調査の結果、当初ストレスが多いと思われる管理職の方が性機能が低下しているのではないかと予想したが、両者には統計的な差はみられなかった。ただ勃起や射精といった性機能障害については、「かつてなったことがある」、あるいは「現在なっている」と答えたのは管理職で25.4％、一般職で21.0％と管理職に多いことがわかった(表6-1)。また複数回答だが、その原因として管理職では仕事上のストレスが41.2％と一番多く、そのほか家庭問題の悩み2.2％、妻との関係6.6％、身体の疲労35.3％、病気11.8％などとなっている。一方、一般職では仕事上のストレスは19.7％と少なく、家庭問題の悩み8.5％、妻との関係5.6％、身体の疲労43.7％、病気7.0％などとなっており、管理職との間に大きな違いがみられている(表6-2)。また、これら性機能障害で医師を訪れたかどうか尋ねたところ、医師を受診したのは管理職でわずか2.9％、一般職で2.8％と低い値を示していた(表6-3)。

これらデータは石川弘義(成城大学教授)、斉藤茂男(共同通信社)、我妻洋(東京工業大学教授)の三氏によってまとめられて文芸春秋社より1984年「日本人の性」[3]という一冊の本として出版されているので詳細について知りたい方はこの本を読まれるとよい。このようにストレスがEDと大きく関係していることがわかる。

また、最近の情報機器の発達により企業は競ってOA化を進めており(IT革命などといわれているが)、かつては考えられないようなさまざまな心理的、社会的ストレスが生じ、これが知らず知らず現代人の心身の歪みを起こしている。その代表がテクノストレスと呼ばれるもので、コンピューターと関わりを持つ人々に共通してみられる心身の病理に対して命名された言葉としてよく知られている。

このテクノストレスはテクノ依存症とテクノ不安症にわけられている[4]。コンピューターとだけ常に向き合っているための人間関係の否定、つまり人と人とのコミュニケーションがうまくできなくなるもので、このテクノストレスに由来する症例が増えて問題になっている。これら症例はいわゆるEDとは違い、性欲そのものがなくなり女性をみても何とも思わなくなるもので、これは普通のEDの治療では治せない大変な問題なのである。こ

3・性機能障害を引き起こすさまざまな要因

表 6-1. 管理職と一般職の性機能障害の発生率の差[3]―質問および解答―
あなたは一時的でなく、ある程度継続した性不能(勃起や射精をしない状態)に悩まされたことがありますか(%)

		合計	なった経験がある				まったく経験がない	N A
			小計	かつてなったことがある	現在なっている	時々なることがある		
男性	管理職群の夫	100.0	25.4	11.6	2.2	11.6	74.3	0.4
	一般群の夫	100.0	21.0	10.0	1.8	9.2	77.2	1.8

表 6-2. ED に陥った理由[3]―質問および解答―
性不能経験者に――どうしてそうなったと思いますか(%)(複数回答)

		仕事上のストレス	家庭問題の悩み	妻との関係	身体の疲労	病気	わからない	その他	N A
男性	管理職群の夫	41.2	2.2	6.6	35.3	11.8	21.3	7.4	0.7
	一般群の夫	19.7	8.5	5.6	43.7	7.0	14.1	9.9	4.2

表 6-3. ED の際医師を受診した率[3]―質問および解答―
性不能経験者に――そのために医師に相談したり、診察を受けたことがありますか(%)

		合計	ある	ない	N A
男性	管理職群の夫	100.0	2.9	95.6	1.5
	一般群の夫	100.0	2.8	93.0	4.2

のようなひどい状態に陥っていないにしてもコンピューターを使用している人たちは多かれ少なかれ頭痛、肩こり、疲労感、不眠、嘔気、食欲不振などを訴えており、これが進むとテクノ依存症に陥る危険がある。コンピューターのようなハイテク機器はわれわれの生活を豊かにしている一方で、健康障害を生み、職場での非人間化をもたらしていることに早く気づき、コンピューターの持つ諸問題を深く洞察し、その問題に早急に適切な対策を立てる必要が指摘されている[5]。

　以上のように現代社会のストレスと関連して ED をはじめとするさまざまな心身症を生み出しているが、生活習慣病、例えば糖尿病の合併症としての ED も ED に対する検査法が進歩するにしたがい、そのすべてが器質性 ED でないことがわかってきた。特に糖尿病ではしばしば ED が合併することが一般の人々にもあまりにもよく知られているので糖尿病といわれただけで自分は ED だと思い込んでしまう人もいる。このように各種疾患に合併する ED の中には病気そのものがストレスとなって ED に陥っている症例も少なくない。

　さてこれまではライフステージ別では中年を中心にストレスと ED との関係をみてきたが、もっと若い年代の ED の中でも結婚はしたものの性交ができない、いわゆる新婚 ED はしばしば心身症の代表的な例として挙げられている。

　ED の心理的要因には大別して現実心因と深層心因とがあり、現実心因は日常生活におけるごく現実的ないろいろな出来事、つまり性的未熟、性的無知、過去の性交の失敗、性器劣等感、新婚の緊張状態、女性からの抑圧、妊娠恐怖、職場からの抑圧などによる心理

的ストレスで、一方、深層心因は心の奥底に潜む抑圧された複雑な心理的ストレスで幼少時における心的外傷体験、母子の不分離、エディプス・コンプレックス、異性に対する敵意、性的嫌悪、近親相姦欲求などなどがある。

われわれの経験では647例の新婚EDの心理的要因の内訳をみてみると、新婚初夜の緊張状態50.1%、過去の性交の失敗25.8%、仕事からの抑圧9.7%、女性からの抑圧5.3%、妻の不倫2.3%、抑うつ状態2.2%、性器ノイローゼ2.0%、同性愛1.7%、その他0.9%などとなっている[6]。新婚カップルで見合い結婚で、しかも性交の経験もない場合には、新婚初夜に性交がうまくできないことは珍しくはなく、何度か試みているうちにうまくいくようになるのが普通である。しかし、一度の失敗を気にして次も駄目ではないかという予期不安が生じ次の性行為も失敗し、この失敗を繰り返すうちに条件付けされてしまって妻と向き合うだけで駄目と思うようになり、本当にEDに陥ってしまうことがある。そして妻の方も性行為に失望して協力しなくなってしまう。

最近の統計では女性の性体験率が男性を上回っており[7]（1999年の高校3年で男子の性交経験率が37.8%に対し女子は39.0%と女子が男子を上回っている）、見合い結婚の場合、性体験のない男性が性体験の豊かな女性と結婚し新婚初夜の1回の失敗でも女性は不満を漏らし成田離婚も稀なことではなくなっている。また離婚にまで至らないカップルにしても性交がうまくいかないと不妊の原因ともなり、新婚EDの増加は少子化の一因ともなっており、新婚EDはそのカップルにとって深刻な問題であるばかりでなく社会的にみても大変重要な問題になってきている。

次に高年齢期でストレスとEDの関係をみてみると、東京都老人総合研究所では50～54歳で定年を迎えた男性を長期間追跡してどのようなことがストレスとなったか調査をしているが[8]、最も多いのは近親者の死であり、そのほか病気、定年退職などが上位を占めている。このように加齢とともに身体機能の低下や病気への不安、所得低下など経済的不安、社会的役割の喪失感、配偶者、友人、知人などの死などのストレスが多くなるとされている。特に配偶者との死別はうつ傾向（反応性うつ病）をもたらし、これら精神的な影響だけでなく、身体的にも影響を及ぼし、死亡率を著しく高めるといわれている[9]。そしてこれら身体的、心理的、社会的ストレスの受け止め方は個人差があるが社会的サポートの有無もうつ傾向やEDの発生と密接な関係があることが知られるようになった[10]。

われわれの経験ではEDを訴えて来院した50歳以上の症例はED患者全体の25.2%を占めていたが、バイアグラ®の発売以来、この年齢構成が少し変わりつつあり高齢者の来院が目立つようになって、60歳代37.1%と最も多く、次いで40歳代17.8%、50歳代17.8%、30歳代14.3%となっている。このうち明らかに器質的原因（骨盤内臓器の悪性腫瘍の手術後など）によるEDが35.6%、薬物（降圧薬など）の影響7.8%、明らかな原因はないものの検査してみるとテストステロンの低下や陰茎血管系の加齢に伴う変化などが認められるものが39.2%で、明らかに心理的要因によると思われる症例は17.4%であった。この心理的要因は多岐にわたっているが一番多かったのは妻との死別、あるいは離婚で19.5%、また妻の性交拒否、妻の浮気など女性からの抑制8.7%、仕事上のストレス6.5%、うつ病、精神分裂病などの精神疾患13.1%などとなっていて、われわれのデータでも妻との死別や離婚がEDの発症に大きく関与していることがわかった。

以上、高年齢者のストレスとEDについて述べてきたが、今後急速に進む高齢化社会でストレスに伴うEDだけでなくさまざまな疾患に合併するEDも増加してくることが考えられ高齢者のEDの問題がますます重要になってくると思われる。

　これまで述べてきたように、どのライフステージにおいてもEDの発症にストレスが深く関わっており、このストレスの時代における男性にとって、最も深刻な悩みの一つであるEDが増加してくると考えられ、いかにうまくストレス対処行動をとれるかがこれからの課題なのである。

2）性意識の多様化

　性の解放が叫ばれて久しく、性に対する意識もずいぶんと変化し、多様化していることは万人の認めるところであるが、性をタブー視し、その重要性を認めようとしない人たちもいまだにいることも事実である。性を科学的あるいは医学的に知りたいという欲求は古い時代からあったが、性を科学的にとらえようとした本格的な研究が開始されたのは比較的最近のことである。したがって急速に多様化する性意識の変化の中で起こるさまざまな問題に対し医療がはたしてどれだけ役立っているのか、また今後役立てることができるのか論ずることは容易ではない。そこでここでは性意識の多様化がもたらす性機能障害に話題を絞って述べてみたいと思う。

　さて、最近性意識がどのように変化し、それに伴ってどのような問題が派生してきたか、いくつかの調査成績からみてみることにしょう。

　まず若者を対象とした調査では東京都幼・小・中・高・身障性教育研究会が1981年から3年ごとに「児童生徒の性意識・性行動調査」を行っており、この度1999年の調査結果が発表された。その概要をみると高校生の性交経験率は1993年までは男子が女子を上回っていたが、1996年に性交経験率が急増するとともに、遂にこの度は高校3年で女子39.0%と男子の37.8%を抜いてしまったことは先に述べた通りである[7]（図7）。

　そして性交に対して「お互いに納得していればよい」が高校3年全体で男子34.2%、次いで「愛情が深まればよい」29.7%、女子では「愛情が深まればよい」40.6%、「お互いに納得していればよい」28.4%となり、「結婚までは性交しない」という考えは男子3.9%、女子6.7%と著しく後退した。

　また性交の動機では、男女に違いがみられ、女子では「愛していたから」が68.5%で一番多かったのに対し、男子では46.2%で、次いで「遊びや好奇心から」が男子24.2%に対し女子では11.1%となっている（表7）。そしてはじめての性交経験で避妊をした高校生は男子47.5%、女子49.3%だったが、2度目以降の性交では「いつも避妊した」が男子26.8%、女子22.6%と半減しており、いま問題になっている望まない10代妊娠の増加が心配される。

　また別の調査として「青少年の性行動（第4回）」の結果をみると、高校生後半から性交経験率は上昇し、12～16歳の高校前期10%に満たなかったものが、17、18歳の高校後半に男女とも上昇し17歳男子18.8%、女子21.0%、18歳男子23.9%、女子24.7%、19歳男子39.8%、女子35.2%、20歳男子52.7%、女子44.9%、21歳男子69.5%、女63.6%と増加している[11]。

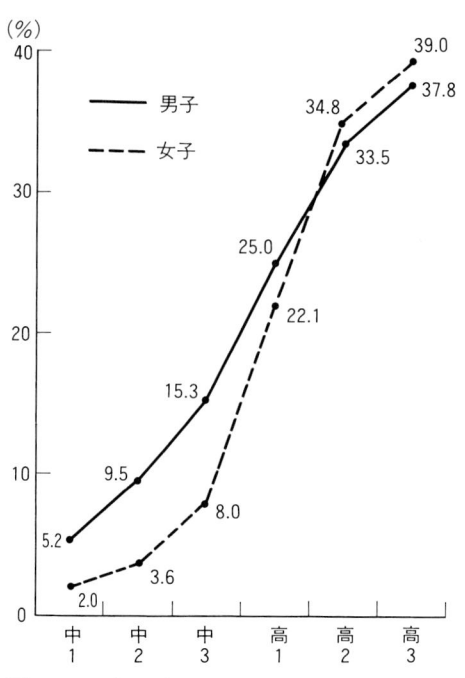

図 7．'99 年、高 3 の性交経験率の累積
（文献 7 より引用）

表 7．初交の動機（複数回答）〈高校生〉

	男子				女子			
	1年	2年	3年	合計	1年	2年	3年	合計
	80 %	121 %	180 %	381 %	88 %	151 %	193 %	432 %
0．愛していたから	40 50.0	57 47.1	79 43.9	176 46.2	63 71.6	99 65.6	134 69.4	296 68.5
1．遊びや好奇心から	22 27.5	27 22.3	44 24.4	93 24.4	7 8.0	22 14.6	19 9.8	48 11.1
2．酒を飲んだうえでのこと	7 8.8	14 11.6	18 10.0	39 10.2	6 6.8	7 4.6	12 6.2	25 5.8
3．相手をつなぎとめたくて	0 0.0	1 0.8	3 1.7	4 1.0	1 1.1	1 0.7	5 2.6	7 1.6
4．むりやり	2 2.5	4 3.3	9 5.0	15 3.9	6 6.8	8 5.3	12 6.2	26 6.0
5．友人に遅れたくなくて	2 2.5	6 5.0	4 2.2	12 3.1	1 1.1	2 1.3	1 0.5	4 0.9
6．お金が欲しくて	0 0.0	2 1.7	5 2.8	7 1.8	2 2.3	0 0.0	1 0.5	3 0.7
7．ただなんとなく	19 23.8	24 19.8	25 13.9	68 17.8	7 8.0	30 19.9	23 11.9	60 13.9
8．さびしくて	1 1.3	2 1.7	5 2.8	8 2.1	0 0.0	1 0.7	3 1.6	4 0.9

（文献 7 より引用）

性交の動機は男女とも1位「好きだから」(男子61.0%、女子67.8%)、2位「愛しているから」(男子35.9%、女子36.3%)、3位「好奇心」(男子43.0%、女23.8%)の順になっている。一方、性交初回の避妊実施率は男子70.5%、女子71.3%だったものが、現在は男子77.3%、女子80.3%とむしろ実施率の向上がみられ、前の調査結果と異なっている。また性交相手の数についての質問では1人が男子38.8%、女子49.0%、2人が男子16.7%、女子18.5%、3人が男子12.3%、女子8.8%、6人以上が男子13.3%、女子5.8%となっており、複数との性交はクラミジアをはじめとする性感染症が若者の間に広がっている原因と考えられている。特にクラミジアの場合、女性では症状が出にくいので本人も気づかないまま不特定多数の男子と性交渉を持つためにその女子が感染源となってピラミッド型に感染者数が増加することが問題になっている。

一方、教師側はこの性の問題をどう捉えているのだろうか。「教師の性や性教育に対する捉え方」についての調査結果をみると中・高校生の性交については「絶対悪い」30.6%に対し「別によいのではないか」2.6%、「とやかくいわない」3.0%、「価値観の違い」1.2%と極めて少なく9割以上の教師は性交を容認していない[12]。このように教師と生徒の間には性交に対する意識の相違がみられる。いずれにしても安易な性行動や性交経験率の増加が明らかとなり、その原因として自尊感情の欠如、対人関係の未熟さ、自己統制の欠如などが指摘されている。

また、性産業や誤った性情報の氾濫も大きな要因の一つとなっていると思われる。このような状況下で望まない妊娠や性感染症者の増加の防止に向けてさまざまな取り組みが行われているが、学校できちんと性教育をしてほしい(84.2%)が圧倒的に多く学校に期待する一方、家庭での性教育が必要(66.6%)と考えている人たちも多い。

わが国より性の先進国であるアメリカも日本と同様に性情報が氾濫しており、アメリカのKinsey研究所の所長でインディアナ大学のReinisch教授によると10,000通近い性の悩みが寄せられ、その中身は「性に関して自分は正常なのかどうか。他人と違う異常なことをしているのではないか」という悩み、つまり性に関する正しい科学的な知識を持っていないことから起こる悩みだったと述べている。

わが国でも思春期の悩み相談にのる、いわゆる思春期相談室や電話相談が増え、そのような施設での相談の中で一番多いのは男の子の性についての悩みであり、そのほとんどは正しい性知識の不足によるものだといわれている。これは性情報の氾濫の中でまだ正しい判断ができない子供たちにとってはどの情報が正しいのかの判断がつかないのは無理もない。アメリカでも「最新キンゼイ・リポート」[13]の第1章でアメリカ人について「アメリカ人がはじめて性交する年齢は何歳か」とか、「月経期間中でも妊娠することがあるというのは正しいか」、「女性のほとんどが平均より大きなペニスを持つ性的パートナーを好むというのは正しいか」といった質問に半分も答えられなかったのは55%で、18問中16問以上に正解を出せたのはわずか全体の0.5%に過ぎなかったと述べられている。このように性の先進国アメリカでさえいかに正しい情報が伝えられていないかがわかる。そしてReinisch教授は科学的に正しい性知識こそ性教育の基礎・基本であると強調している。同時に適切な教育によっても「セックスしないようにさせることはできないので、性感染症や妊娠から自分を守る手段を教える」方がより能率的であるとも述べている。

わが国の医療サイドではすでに10代妊娠や性感染症の予防、治療に大きくかかわっているが、残念ながら性科学を専門的に研究している医師は極端に少なく、アメリカでは1960年代から始まって今ではほとんどの大学にSexologyの講座があるのに対し、わが国の国立大学にはいまだに一つもないのが現状で、正しい性教育ができる人材育成が大変遅れているのが現状である。

現代は人間関係が希薄になり、これだけ携帯電話が普及して暇さえあれば電話でコミュニケーションをとっているようにみえるが、本当に信頼できる友人は少なく、自分の弱点は友だちに話せない、まして性の悩みは友達に相談できないわけである。

一方、これだけ性情報が氾濫している中でそのような情報にまったく興味を示さない、またあえてこのような性情報を遠ざけようとする人たちがおり、親の方もよい高校、よい大学に進学するためにできるだけ余計な情報、特に性に関する情報には触れさせないようにし、本人も塾通いなど勉強に忙しく十分な性情報に触れることなく成人してしまった人たちがいる。このような人たちの中から結婚しても性交ができない新婚EDが出るのである。性交は人間の本能でそのようなものは何も教えなくてもできると考えている人たちがいるが、これは誤りで人間の社会の中で学習してはじめて可能なので、これは実験的にも証明されている。このように、ごく一部の人たちだがこの種の人たちが実際にいるのである。

また、思春期特有の家庭内暴力とか非行とか、その他の問題行動を起こす子供たちの両親の夫婦としてのあり方を調べてみると、強い父親の役割がとれない父親と、特に性生活に問題があって、貧しい性生活でいつも母親が性的に不満を抱いていて母子密着となり、子供は男性性に乏しかったり、自立できなかったり、自我が弱かったりするのである。このように子供のためには夫婦間の性的な満足が大切なのである。

また、戦後の家庭のあり方にも問題があったのかもしれない。

NHKの「現代日本人の意識構造」(第4版、1999年)[14)]をみると1973年から3年ごとに1993年までの20年間にわたって意識調査が行われ「家庭」について①不唱婦随(父親は一家の主人として威厳を持ち、母親は父親を盛り立てて心から尽くす)、②夫婦自立(父親も母親も自分の仕事や趣味を持ち、それぞれ熱中する)、③役割分担(父親は仕事に力を注ぎ、母親は任された家庭をしっかり守る)、④家庭内協力(父親が何かと家庭に気を使い母親も暖かい家庭づくりに専念する)の4タイプでみている。1973年は役割分担が39％で一番多く、次いで不唱婦随23％、家庭内協力21％、夫婦自立15％となっていたのが、1993年には家庭内協力が41％と1973年の約2倍に増加し、役割分担が20％と約半減している。これは企業戦士がよき家庭人へと変化してきたことを示している(図8)。

ただ1970年代に生まれた子供たちの中には父親は仕事人間で家庭を顧みず、家庭の中に父親の影が極めて薄く、母子密着が強く、なかなか自立できず、自我の確立が不十分で、さらに男らしさの喪失、男性性の欠落といったことも起こり、この人たちの中にEDや今話題のセックスレスに陥ったりしている人たちがおり、治療を求めて今来院しているわけである。

次に性意識調査の項で「結婚と性と生殖」ではこの20年間に結婚前の性交渉について「結婚・婚約までしない」が減り「愛情があればよい」が増えている。すなわち「愛情前提派」

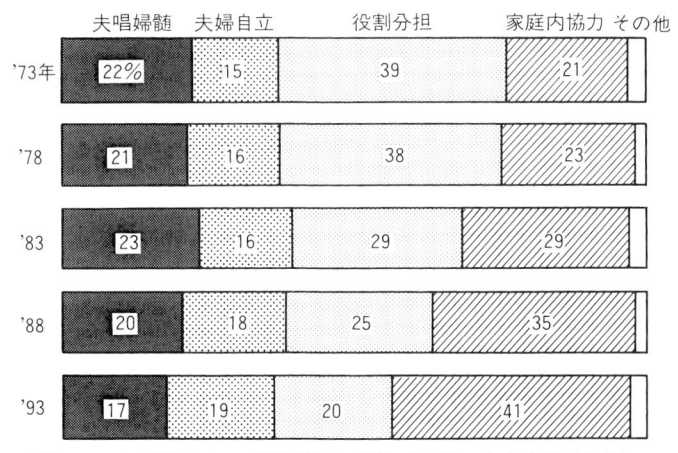

	夫唱婦随	夫婦自立	役割分担	家庭内協力	その他
'73年	22%	15	39	21	
'78	21	16	38	23	
'83	23	16	29	29	
'88	20	18	25	35	
'93	17	19	20	41	

図 8. NHK「日本人の意識」調査成績—理想の家庭（国民全体）—
（文献 14 より引用）

が男性では 23％から 40％へ、女性では 16％から 31％と 2 倍近く増えて、「結婚前提派」は男性 69％から 49％、女性 77％から 60％と減少した。このような性に対する意識の急激な変化は開放的な性意識を持つ世代の参入による世代交代と、20 年の間の性情報の氾濫、避妊技術の進歩、女性の社会進出と経済的自立に伴う性行動の活発化など時代の影響を大きく受けた結果で、結婚と性と生殖を一体とする意識は大きく後退させたといわれている。

このような状況下で「必ずしも結婚する必要はない」に賛成派が増加し、男性 45％、女性 55％で晩婚化が進んでいる。そして結婚はしたけれども性交はできない、いわゆる新婚 ED も増えており、これは先にも述べたように思春期からの問題を引きずっていたり、性知識の不足など種々なる要因により起こる。一方、中年にみられる ED だが、これは仕事上のストレス、特に最近の急激な情報化に伴う情報機器の導入による新たなテクノストレスが問題になってきている。このほか中年以降では糖尿病や高血圧のような生活習慣病に伴う ED も増加しているし、これらに使う降圧薬をはじめとする薬物による ED も増加している。また、直腸癌や膀胱癌、前立腺癌といった骨盤内臓器の悪性腫瘍の手術に伴う ED も増加している。そして QOL を犠牲にしてまで長生きしたくないという意識を持つ人たちも確実に増えている。

一方、人口の老齢化に伴って老年期の性に対する意識も変わってきている。

大工原[15]によると 60 歳以上の男性で性的欲求の程度をみると 42％が性行為を欲し、24％は精神的交際を望み、異性と戯れたいというのは 20％、女性では性的欲求を否定している人が 54％、性交を欲するのはわずか 7％、精神的な交際 21％、戯れたい 10％となっている。このように女性の欲求度が低いのは一つには女性ではホルモンの関係で性欲が減退すること、それも配偶者の有無で左右され、配偶者ありで 29％、なしで 49％が性欲かまったくないとなっており、一つには若い頃より性的満足感が得られていなかった結果ではないかと述べている。

また、性行為は妻がいれば男は 78％持っていて、特定異性 11％、不特定異性 5％と性行為をしている。また妻がいないグループでは 64％が性交渉相手を持っており、特定異性 19％、不特定異性 50％で、マスターベーションが 31％であった。

性的欲求の満足度では妻がいながら不満足が53%もおり、妻がいながら43%の男性が妻から相手にされていない状態であった。一方、夫がいながら不満足が67%となっている。これは先に述べたように女性ホルモンの不足に伴う性欲の低下と若いころより妻に性生活に十分満足感を与えていなかったためではないかと考えられ、妻は閉経を口実に女性を卒業したと宣言して性交を拒否していると考えられる。閉経後のホルモン低下に伴う性欲低下やいわゆる更年期特有の症状はホルモン補充療法で改善されるが、欧米と比較して日本では実施率が低くまだ婦人科医を除けば一般に普及していない。一方、実際に閉経以降は性交はできないとか、子宮摘出術を受けた後は性交ができないなどと信じている女性もおり、正しい性知識を与える必要がある。また閉経後は性的興奮があっても膣分泌液が不足し性交時疼痛があるために拒否するケースも少なくない。この場合はホルモン補充療法で改善するだけでなく、更年期特有のいやな症状も改善されるが、わが国ではまだまだ普及率が低くこれは教育が必要である。このような性交痛に対しては膣分泌液の代用をする専用の潤滑剤(リューブゼリー® など)が発売されており、大変好評である。また女性だけでなく男性でもホルモン不足でEDに陥っている場合はホルモン補充療法で80%以上が勃起が改善するだけでなく体調もよくなり気力も充実してくることがわかっている。しかし、男性に対するホルモン補充療法はまだほとんど行われていないのが現状である。

　さて、1999年バイアグラの発売とともにEDの治療の革命が起こり、ED患者の増加と一般人のEDに対する意識が変化した。発売前はED患者は30代が中心であったものが発売後は中高年のED患者がバイアグラを求めて多く来院するようになった。ただ高齢患者の場合はバイアグラで陰茎を勃起させても相手が性欲がなく性交を希望しなかったり、拒否すれば性交は不可能なので勃起や挿入にだけこだわらず、肌と肌を触れ合う快感を楽しむよう指導することも大切である。また性機能は誰でも加齢とともに衰えるものだが、この衰え方には個人差があるので同じ年でもよく勃起する人もしない人もいるわけで他人と比較することはできない。このように他人の性生活などは気にしないで自分のペースで楽しむように指導する必要がある。ここでもやはり加齢とともに変化する性機能を正しく理解した医療スタッフが正しい教育をする必要がある。

　ところで、このようなED患者が医療機関を受診する率について先ほども述べたが、わが国より性の先進国であるアメリカですらせいぜいED患者の一割強程度といわれている。しかし、わが国ではもっと少なく4.8%にしかすぎない。またバイアグラが発売された今日でも、もしEDに陥ったら医師を訪れるかという質問に対して受診すると答えたのは20%

サイドメモ1

「急増する中高年の自殺」

　警察庁の調べによると昨年の自殺者は前年比34.7%増え32,863人と過去最悪となった。特に50代が45.7%増え、30、40代も30%前後の増加であった。しかも男性が全体の7割を占めた。理由別では「生活経済問題」が昨年に比して70.4%増、「勤務問題」も52.6%増加しており長引く不況が中高年を直撃しいる。

　東京都精神医学総合研究所の高橋祥友医師によると自殺者が3万人いれば未遂者は10倍の30万人いると推定され、また、自殺に踏み切る人が一人いると最低5人は強い影響を受け同じような行動をする可能性があるという(朝日新聞記事から)。

にすぎず、性の解放が進み、日本人の性意識が変化したといわれているが、根本的なところでは何も変わっていないように思われる。

性の問題は日本に限ったことでなくどこの国でも同じで、なかなか訴えるには勇気がいるようである。このようなED患者の心を理解し、きちんと対応できる医師が極めて少ないなど医療側にも問題があるように思われる。

また、一般臨床医が性の問題を扱いたがらない理由の一つには医療保険の問題がある。EDの診断一つとってもまだ保険適応になったものは一つもない。先進国の中でこのような国はわが国を除いてほかになく、わが国がいかに性機能障害に対する医療給付については後進国であるかがわかる。このように診療報酬の面からの改善もぜひ必要なのである。またEDの診療には多くの時間を要することも敬遠される理由になっている。しかし疫学調査でわかったように、今や、多くのED患者がおり決して稀な病気ではなく、誰でもこの病気にかかる可能性がある。したがって医師なら誰でも好むと好まざるとにかかわらずEDに対して十分な知識を持って診療しなければならない時代になったのである。やはり患者はいつもかかりつけの医師に性の問題を気軽に相談できるのが望ましくそれが理想だが、現状は残念ながらそこまでいっていない。

ただ、わが国はEDの医療給付に関しては先に述べたように後進国で、EDの診療費はすべて患者の自己負担という悲しい状況であるが、研究者の並々ならぬ努力によって研究ならびに診療は国際水準にあり患者の希望に合った治療法が選択できるようになっている。

そして性機能障害を扱うには性機能障害についての最低の知識は持ってもらう必要があり、現在日本性機能学会では性機能障害を扱える専門医の育成を行っており、専門医制度も近く発足することになっている。

以上、種々述べてきたように戦後性解放が進み、性意識を大きく変化したといわれているが、洋の東西を問わず現在もなお「性は恥ずかしいもの」という意識には変化はなく、性の先進国でも医療機関に行けずにひそかに悩んでいる人たちがたくさんいる。そしてこのような悩める人たちを出さないためにも科学的に正しい情報を伝えていくことが何よりも大切で、科学的に正しい性知識に基づく性教育ができる医療スタッフの養成が急務である。

2
さまざまな疾患が引き起こす性機能障害

性機能障害はさまざまな疾患に合併して起こるが、ここではその主なものについて述べる。

1）外傷に伴う性機能障害

交通事故の増加により勃起に関与する神経系や血管系などに損傷を受けてEDに陥る症例も増加している。これら外傷後にみられる症例のすべてが神経系や血管系に器質的な障害があるためにEDに陥っているとは限らず、外傷の精神的ショックによって引き起こされる心因性EDも混じっており、さらに交通事故などでは補償の問題などが複雑に絡み

合っていて、臨床像をより一層複雑なものにしている。

　元来、外傷後に発生したEDに対しては、たとえそれが心理的要因で引き起こされていたとしても、外傷がなければ正常な性生活が営まれていたであろうことを考えれば、当然そのEDに対して補償されるべきものである。ところが、わが国では支払い側の常としてできるだけ補償金は出したくないわけで、出したとしてもその補償額は驚くほど低くわが国では性機能がいかに軽くみられているかがわかる。ただ支払い側が支払いたくないのは、それなりの理由があり、補償金を支払った後、このような症例を追跡調査してみたところ、本来できるはずのない子供が次々と生まれているケースもあるからである。そこでわれわれ医療側に正しい診断をしてほしいと求められ、大変困惑することがある。それはまだ外傷後のEDの原因がよくわかっていないことが多いため、例えばむち打ち後のEDの中にはどうしてEDに陥っているのかわからない症例があるからである。

　脳の破壊実験や刺激の検討から、勃起発現や性行動調節が中枢性に行われていることは確かだが、外傷後のEDに関するデータの集積はほとんどなくまだまだ不明なことも多く、今後の研究に待たねばならない。

　そこで、ここでは比較的よくわかっている脊髄損傷後のEDについて述べることにする。

❶ 脊髄損傷に伴う性機能障害

i　性機能障害がどうして起こるか

　脊髄は脳と身体の各臓器との間でやりとりする知覚と運動にかかわる神経情報の通り道であり、脊髄反射の中枢でもある(図9)。脊髄が外傷を受けるとその障害を受けた脊髄部位(脊髄の高さ)により出てくる症状も異なる。外傷部位が仙髄以下だと歩行など日常生活の障害は目立たないが、仙髄は排尿、排便、性機能にかかわる骨盤神経がこの仙髄を中継点にして脊髄を通り脳と連絡しているので、ここが損傷されると排尿、排便機能障害と性機能障害がみられるわけである。性機能障害は直接生命にかかわらず、また他人にはわかりにくいし、他人にはなかなか話しにくい問題なので、ともすれば軽視されがちである。

　脊髄損傷者(以下脊損者)のうち70％は40歳以下の生殖年齢層であるので[16]、性に関する問題は深刻である。これら脊損者からは未婚者では「将来結婚できるのだろうか」とか、「子供は授かるのだろうか」と心配し、既婚者からは「妻から離婚したいといわれるのではないか」との不安や、「子供が授からないのでは」といった不安が聞かれ、肉体的悩みだけでなく、精神的な悩みも大きいことがわかる。

ii　性機能障害の特徴

　脊損者の性機能障害では性器の感覚やオーガズムの欠如、性交に必要な勃起機能の障害、射精障害、精巣での精子形成障害などがみられるが、神経の損傷の程度によりその障害の種類や程度も異なる。

　a　性的感覚の障害　脊髄損傷完全麻痺者では性器の感覚が失われ、性器の愛撫や性交によるオーガズムはないが、これら脊損者が女性に対する関心や性的興味がなくなるわけではない[17]。

　脊損者の性的関心や興味が受傷前と変わらないのは脊損者の33％で、年齢別でみると10歳代では83％、20歳代では60％であるのに対し50歳代では25％、60歳代で10％と年齢

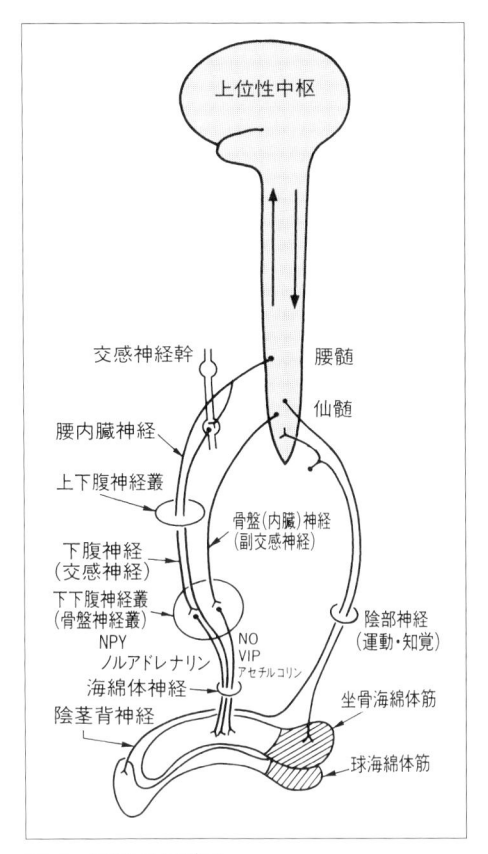

図 9. 神経の伝導路
(岩永敏彦：勃起のメカニズム　性機能障害．三浦一陽、石井延久〔編〕，南山堂，1998 より改変)

とともに関心が低くなっており、加齢による変化も大きいといわれている[18]。また、時に麻痺していない部分を刺激されるとオーガズムと違うが一種の快感を経験する人がおり、このような場合は過去の性的経験が心に呼び起こされるためであろうと考えられており、大脳による代償作用の働きによると思われている。

b　勃起と性交障害　受傷後間もない脊損者では性器に感覚がある人は勃起機能が回復する可能性があるが、感覚がなく完全麻痺者の回復は期待できないようである。脊髄麻痺は受傷後 3 カ月から半年以内に固定してしまうのでそれ以後に回復することは困難と考えなければならない。

脊損者で下肢の痙攣のある人は陰茎にも性的興奮と無関係な反射性勃起がみられる。一方、下肢に痙攣のない弛緩性麻痺では反射性勃起、性的勃起(性的興奮に伴い挿入できるほどの勃起ではないが、ある程度膨張する)が起こったり、まったく勃起しなかったり反応はさまざまである。若い頸髄損傷者では反射性勃起が十分あり性交も可能な症例もあるが、高齢者では血管系や陰茎海綿体組織そのものの加齢による変化から勃起が弱かったり持続しないことが多いようである。

脊損者の陰茎勃起の大半は反射性勃起で勃起可能な割合は 70% 程度、そのおよそ 75% は

持続がなく、性交が可能な割合は勃起可能者のおおよそ 30～40％ということなので、したがって脊損者のおよそ 15～30％しか性交ができないというのが実態のようである。そして性交ができない主な理由は勃起力が弱い、持続性がない、痙攣や体位の制約などとされている[16]。

c 射精障害 国内外の文献によると脊損者で射精可能であった者はわずか 10～20％にしか過ぎない[19]。脊損者の射精障害で反射性勃起がみられるのに射精がみられない場合は精液が膀胱内に逆流している逆行性射精の可能性があるので尿の検査を行い、尿中に精子が混入しているかどうかを確認してみることが大切である。

d 精子形成障害 脊損者の精液を検査してみると精子数の減少や無精子症で、運動率の低下、運動の質の低下、精子奇形率の増加、妊孕能の低下など、さまざまな程度に変化がみられる。このような変化は麻痺による精巣での精子形成能の低下、精路の感染症(精巣上体炎から精路の閉塞へ発展することがある)や精巣炎を引き起こすためと考えられている。

e 妊孕能力の低下 脊損者では勃起障害に伴う性交障害、射精障害(逆行性射精を含めて)、さらに精液の状態が劣悪であることなどから妊娠、さらに挙児はなかなか困難で、脊損者の 3～6％程度と報告されている。しかし脊損に伴う勃起障害に対しては経口 ED 治療薬クエン酸シルデナフィル(バイアグラ®)が良好な成績を示しており脊損者に本剤の投与で 75％に勃起の改善をみたとの報告もあるし[20]、陰圧式勃起補助具やプロスタグランジン E_1 のような血管拡張薬の陰茎海綿体注射による人工勃起誘発、最終手段としてのプロステーシスの陰茎内移植手術もあり、患者が希望すれば陰茎の膣内挿入は可能な時代になったといえる[21]。

射精障害に対してプロスチグミンを脊髄腔内に注入して射精反射を誘発する人工射精の試みや、肛門より電極を挿入して人工射精を誘発させる経直腸的電気刺激法などで精液を採取し、その精子の状態がよければ人工授精が行われるが、動きが悪い場合には顕微授精などを試みることが可能になってきている。また逆行性射精でも膀胱内に射出された精子を回収して人工授精したり顕微授精したりすることは可能である。

また、どうしても射精できない場合は精巣上体(MESA)や精巣(TESE)より直接精子を採取する方法など補助生殖医療技術が目覚ましく進歩しているが、先にも述べたように脊損者の精液の状態が劣悪なことが多く、精子そのものの妊孕能が低下していることが多いので妊孕性に対する過大な期待は持てないようである。

iii 脊損者の性行為の際の注意

脊損による障害の程度や年齢、未婚、既婚などによっても性生活の内容に大きな差がみられるもので、性生活に関しては他人と比較することはまったく意味がない。また、性行為は陰茎を膣に挿入することだけと思い込んでいる人もいるが、これは大きな誤りで手と手をつなぐだけ、また肌と肌を触れ合うだけで十分満足しあっているカップルもあり、これは立派な性行為である。またパートナーが挿入を希望する場合にはその希望に添うよう努力すべきで、現在の医療はそれを可能にした。

脊損者が性交に際して注意しなければならないのは前もってシャワーを浴びたり入浴して身体をきれいにしておくことと、性交の数時間前より飲水を制限し、性交の直前に排尿

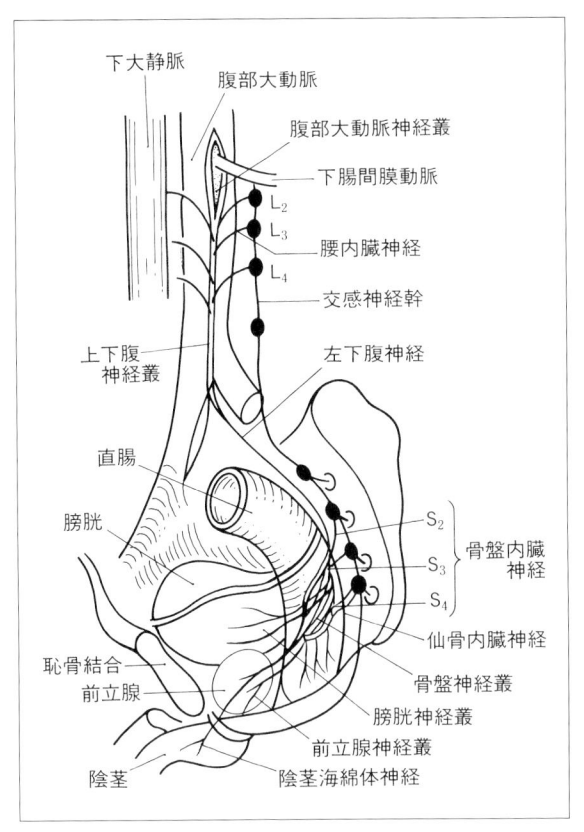

図 10. 手術に関係する自律神経
(文献 26 より引用)

しておく(性交中突然排尿が起こることがある)。また、尿失禁や感染を防ぐ意味で清潔なコンドームを使用するなどパートナーへの思いやりが大切であることを指導する[16]。

2) 骨盤外科手術に伴う性機能障害

　直腸癌、膀胱癌、前立腺癌など骨盤腔内の臓器癌に対する手術では、自律神経を損傷することによる ED や射精障害などの性機能障害が起こる。これまで原因疾患が癌であることから根治性を追求するあまり、生命に直接関係のない性機能が犠牲にされる傾向がみられた。しかし、現在では QOL が重視されるようになり性機能を無視して根治性のみ追求する時代は終わった。勃起や射精に関与する神経系も明らかになり、その温存手術も一段と進歩を遂げている(図 10)。しかし、疾患が悪性であることやその病変の進展具合などから機能温存にはおのずと限界がある。また手術の直接的な影響だけでなく、加齢、術前の性生活の程度、癌告知や治療に伴うストレスなど、さまざまな要因が複雑に絡みあって術後種々の程度の性機能障害を発生させる。そして、このような機能を温存できなかった性機能障害患者をいかに治療していくかが重要である。

❶ 直腸癌の手術と性機能障害

　直腸癌の進行する様式の中でリンパ節転移は外科治療の成績を大きく左右するため、わが国では解剖学的知見に基づいた側方リンパ節郭清が行われ術後の局所再発率は低下し予後を向上させたが、排尿および性機能に関係する自律神経を完全に切除してしまうために術後の機能障害も高度に認められるようになった。特に男性性機能障害のうち ED は 65.7％から 78.3％に、射精障害は 85.6％から 90.0％と高率に認められた[22)-24)]。また、排尿障害の出現頻度は側方郭清例では 80％も認められた[25)]。そこで本邦では 1980 年頃から癌の再発防止に重点を置いて、できるだけ広範囲に切除する方法と再発率が変わらず、しかも術後の QOL の向上を目的として自律神経温存手術が行われるようになった。

　神経温存手術の結果をみると 5 年再発がみられない率は 80％以上と大変良好な成績で、術後の排尿機能はほぼ良好に保たれることが明らかとなったが、男性の性機能は神経の温存の程度により微妙に変わり、特に射精は後にメカニズムの項で詳しく述べるが勃起より複雑で交感神経、副交感神経がともに関与しているのでこれら神経を完全に温存したつもりでも術前と変わりなく射精可能なのはせいぜい 30～60％とされている。また射精がみられなかった症例の約 3 割が逆行性射精だといわれている。勃起は両側骨盤神経叢を温存すればほぼ可能であり、性交も可能だが、一側だけの神経の温存では勃起力の減弱や消失がある。それと勃起があるか、性生活が可能かはこれら神経温存の程度だけでなく術前の性的活動や年齢的要素も大きく関与してくる[26)]。

❷ 前立腺癌の手術と性機能障害

　最近はわが国でも前立腺癌が増加しており、その診断技術の進歩もあって前立腺早期癌症例が急増しており、前立腺全摘除術を施行することも多くなってきている。

　1980 年ごろより骨盤神経叢から陰茎海綿体に向かう勃起神経の走行を含めた周囲臓器の解剖が明らかにされ、これら神経を温存した前立腺全摘除術が可能となった。

　神経温存前立腺全摘除術を最初に報告した Walsh らによると、術後勃起の回復は約 70％と高率であったと報告した[27)]。しかし、最近の報告では神経温存手術の成績は必ずしも期待したほどではないとか、神経を温存・非温存で術後の性機能に差がなかったという報告もみられている[28)29)]。

　荒井[30)]は後 12 カ月経過した時点で 48％が勃起を自覚したが、その大半は性交可能な勃起ではなかったと述べているし、Fowler ら[31)]は 11％が性交可能な勃起が得られたとし、Lim ら[32)]は性交可能であったのわずか 2％に過ぎなかったと報告している。このように報告者によって成績が違うのは手術手技の問題のほかに年齢や術前の性生活の程度などにも関係するようである。術前から勃起機能の低下のみられる比較的高齢者では術後勃起機能の回復は望めないようである。

❸ 膀胱癌の手術と ED

　前立腺癌と異なり膀胱癌では勃起神経の近傍に癌病巣の存在することは稀であり、神経温存術式はむしろ膀胱全摘除術の方が適用例が多く、また前立腺癌症例より比較的若年者

が対象となることも多く、性機能温度の成績は比較的良好とされている。荒井[33]は神経温存膀胱全摘除術では約60％に術後勃起機能の十分な回復を認めたとしている。ただ回腸導管などストーマ管理の必要な尿路変更術では、これによるQOLの低下があることを考慮しなければならない。このような症例では約90％が術後勃起障害を訴えるとする報告もある。

これら直腸・前立腺・膀胱癌の根治手術に伴う性機能障害は神経温存術式の開発により防止できるようになってきているが、必ずしも十分とはいえない。勃起機能の回復には神経温存の手術術式や精神的ストレス以外に陰茎血流の問題も大きく関与するといわれている。Montorsiら[34]は神経温存前立腺全摘除術を受けた症例に術後早期からプロスタグランジンE_1を定期的に陰茎海綿体に注射し、陰茎内に血液を入れる訓練をした群と、しなかった群の勃起機能の回復率を比較したところ、注射しなかった群の回復率は20％だったのに比較し、した群では67％と有意に効果があったと報告している。またZippeら[35]は前立腺全摘除術後の症例にバイアグラを投与したところ両側神経温存では80％（神経温存されていない症例では全例無効）に満足な勃起が得られたとしている。

これまで骨盤内外科手術後の勃起機能は自然な回復にまかせており、術後1年前後で回復しなければ初めて原因の検索や治療が始められてきたが、前述のデータをみると手術後早期から陰茎内の血流増加を積極的に図ることで勃起機能の回復が飛躍的に改善する可能性がある。これまでわが国でもプロスタグランジンE_1の定期的な陰茎内注射による勃起のリハビリテーションは一部で行われてきたが、バイアグラが使用できる現在、術後早期より積極的に本剤を使用してみるのもよいと思われる。

3）慢性疾患と性機能障害

❶ 糖尿病と性機能障害

糖尿病にはさまざまな合併症がみられるが、神経障害、網膜症、腎症が3大合併症としてよく知られている。中でも神経障害は最も高い頻度の合併症であり、臨床的に注目されるのは自律神経障害であり、その症状は全身に及ぶが泌尿・生殖器系では排尿障害や男性勃起障害・射精障害・精子形成障害などがよく知られている。ここではこれら泌尿・生殖器系合併症のうち勃起障害を中心に述べる。

i 糖尿病性EDの発現頻度

わが国では人口構成の高齢化や、生活様式の欧米化とともに糖尿病患者の増加がみられ、その患者数が21世紀初頭には2,000万人を超えるだろうと予想されている。

糖尿病性EDの頻度は男性糖尿病患者の30～60％と、正常人より2～3倍の高頻度であると報告されており[36]、日本全体では現在約100万人の糖尿病性ED患者が推定されている。しかし、EDの治療を求めて受診する糖尿病患者はごく少数で、高橋ら[37]は全国の糖尿病専門内科医を対象に行った調査で、性障害の相談率は外来通院糖尿病男性患者の0.3％と極めて低かったと述べており、われわれの成績[38]でもEDを主訴として来院した患者の中で糖尿病患者の占める率はわずか4.9％にすぎず、糖尿病でEDで悩む患者のうち来院するのは、そのうちのごく一部であることがわかった。このように実際来院する患者が少ない理由について高橋ら[37]は患者の差恥心や糖尿病医の無関心も考えられるが、EDが

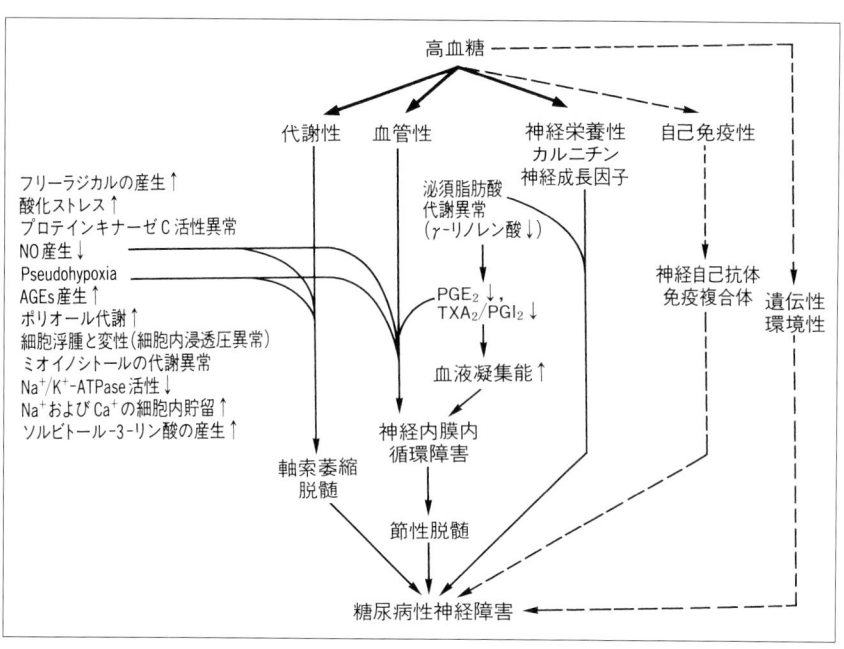

図 11. 糖尿病性神経障害の発生機序
(文献 39 より引用)

あっても生命や生活に支障がなく、放置しても困らないという理由や患者の性欲の低下[39]や諦めが大きく、また、日本では ED 治療に対して消極的な配偶者が多いのも理由の一つと思われると述べている。また、先にも述べたが QOL に対する患者と医師の認識が大きくかけ離れており、わが国の医師の ED に対する認識の低さも問題のようである。

ii 糖尿病性 ED の背景因子

糖尿病性 ED は糖尿病の罹病期間が長く、1 日 20 本以上の喫煙者やインスリン治療者や起立性低血圧、弛緩性膀胱、網膜症などの糖尿病性合併症を合併する者に多くみられるとされている。糖尿病性 ED と一時点の Hb_{A1c} とは関係しないとされているが、過去 1 年以上の血糖コントロールとは関係するといわれている。また、心血管系自律神経機能検査で異常が認められる頻度は ED 群に有意に高く、網膜症や腎症も ED 群に高率に合併していることが判明している。

iii 糖尿性 ED の発症のメカニズム

糖尿病性 ED は多数の因子が複雑に絡み合って発症すると考えられる(図 11)が、高血糖に長期間さらされていることにより有髄・無髄神経線維の減少と線維密度の低下、神経内の低酸素状態などに基づく陰茎知覚鈍麻や陰茎海綿体に分布する神経の障害、すなわちアドレナリン作動神経、アセチルコリン作動神経や血管作動小腸ペプチド作動神経の減少や非アドレナリン非コリン作動神経の障害が報告されている。また、糖尿病性 ED では神経および血管内皮依存性の勃起反応が障害されているといわれている[40]。一方、超音波ドプラ血流計による検討では、糖尿病性 ED の主な原因は陰茎動脈の閉塞(61%)であり神経障害の関与(34%)は小さいとされている[41]。われわれの検査でも陰茎支配血管自体に変化がきていることから[42](図 12)、これら血管の変化が ED を引き起こしていることは容易に想像

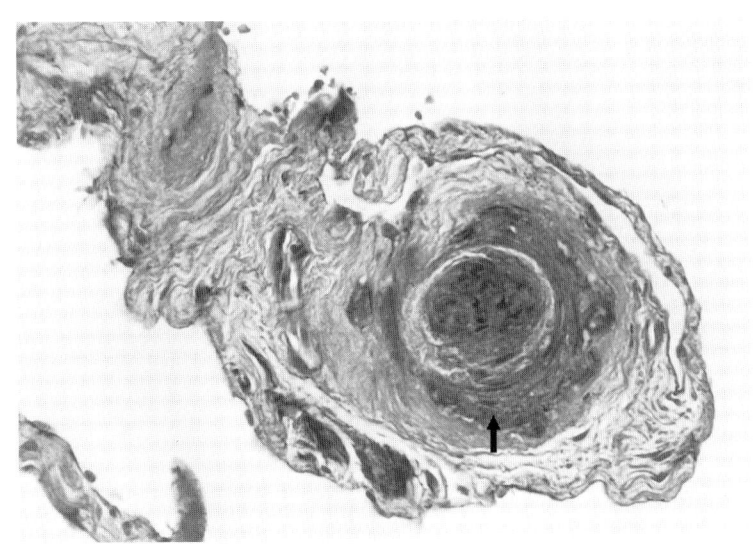

図 12. 糖尿病性 ED のらせん動脈の変化
ら線動脈内腔（矢印）は完全に閉塞している。

できる。いずれにしても、実際に糖尿病に合併した ED 患者に血管作動薬の陰茎海綿体注射による反応で血管障害の有無をみてみると 80％に血管に障害が認められた。このように糖尿病性 ED の原因として血管障害が主因のようにみえるが、それは勃起に関する自律神経障害を検出できる検査法がまだ確立されていないためで、今後自律神経障害に対する検査法が確立されれば、神経障害の比率も大きくなると思われる。

❷ 慢性腎不全と性機能障害

近年透析医療レベルの向上に伴い、この治療法本来の生命維持を主体とした治療法としての意義だけでなく、社会復帰あるいは日常の QOL を向上させることに重点が置かれるようになった。

透析患者には ED を含めて種々なる性機能障害がみられるが、透析患者の高齢化、糖尿病性腎症を原因とする透析患者の増加が、加齢も糖尿病もそれ自体腎不全と関係なく性機能障害を引き起こす危険があることから、今後透析患者の性機能障害がますます増加し重要な問題になってくると予想される。

i 男性透析患者の ED の実態

透析患者の ED の頻度は報告者により差がみられるが、50〜80％と報告されている[43)-45)]。

透析のみの ED に与える影響をより正確に評価するために、糖尿病や高度貧血のようなそれ自体で ED を引き起こすような疾患や症状を伴う症例を除外した透析患者の検討でも[45)]、健康男性と比較して性欲、勃起機能が著明に低下していたという報告がある。また透析患者で加齢による変化が健康男性とどう違うか観察した報告では、健康男性では性交渉がまったくないと答えたのは 30、40、50、60 歳代でそれぞれ 3.5％、3.0％、7.5％、18.0％であったのに対し、透析患者ではそれぞれ 12.9％、22.4％、52.2％、89.3％と各年代とも

表 8. 男性透析症例と健康男性との年代別性交頻度の比較[45]

		性交回数				
		なし	0〜1回/月	1〜2回/月	≧1回/2週	≧1回/週
30歳代	透析症例(n=31)	12.9%	16.1%	32.3%	19.4%	19.4%
	健康男子(n=425)	3.5%	10.4%	28.5%	33.9%	23.8%
40歳代	透析症例(n=49)	22.4%	27.0%	28.5%	12.2%	9.9%
	健康男子(n=730)	3.0%	15.6%	31.4%	35.1%	14.9%
50歳代	透析症例(n=46)	52.2%	15.2%	28.3%	4.3%	0%
	健康男子(n=610)	7.5%	25.9%	32.6%	23.3%	10.7%
60歳代	透析症例(n=28)	89.3%	3.6%	0%	7.1%	0%
	健康男子(n=3035)	18.0%	27.1%	32.3%	18.3%	4.4%

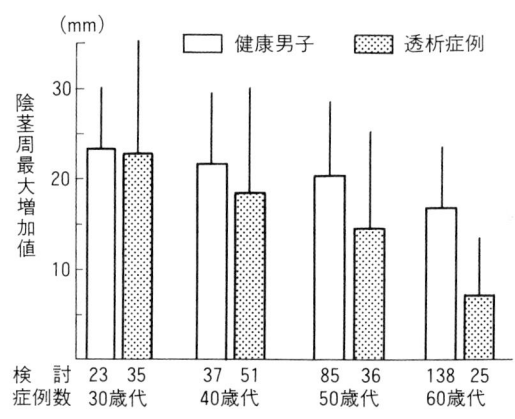

図 13. NPT における陰茎周最大増加値—健康男性と透析症例との年代別比較
(文献 45 より引用)

その差は著明と報告されており、透析患者では加齢による性機能の低下が健康男性より著しいことがわかる(表8)。

このように透析患者では高頻度に ED がみられるが、透析患者が実際にどれだけ ED の改善を希望しているかの調査も行われており、透析患者では 40%しか ED の治療を希望していないとされており、年代別の治療希望者の割合は 30 歳代 67%、40 歳代 43%、50 歳および 60 歳代の 33%だったと報告されている[45]。

ii 透析患者の ED の鑑別診断結果

勃起機能を客観的に調べる方法としてレム睡眠に一致して認められる夜間勃起(NPT)の反応をみるという方法が一般に用いられているが、透析患者では高頻度に NPT の異常がみられることから、透析患者の ED の多くは器質性であると考えられている[45](図 13)。

iii 透析患者の ED の原因

以上述べたように透析患者の多くは器質性であると考えられるが、その要因として神経障害、内分泌障害、血管障害などが考えられ、これら複数の要因が複雑に絡み合って発症するものと思われる。

■a 内分泌異常 透析患者で血中テストステロン値が低いという報告が多くみられる。

特に生理活性のある遊離テストステロン値が30、40歳の若年層の透析患者で同年代の健康男性に比較して低下していることが報告されている[46]。また血中プロラクチン値は透析患者で上昇を示し、透析患者の25〜55％に高プロラクチン血症を認め[46]-[48]、ブロモクリプチンの投与によりプロラクチン値の低下とともにEDの改善が認められたとの報告もある[47,48]。

b　血管系の異常　透析患者のEDに対し血管系の評価として血管拡張薬（塩酸パパベリンやプロスタグランジンE_1：PGE_1）の陰茎海綿体注射による勃起反応や超音波カラードプラ法による海綿体動脈の観察と血流速の計測による流入動脈の評価や流出系の評価として塩酸パパベリンやPGE_1負荷による陰茎海綿体内圧測定と陰茎海綿体造影（DICC）まで行っている報告は少ないが、これら検査で流入系や流出系血管に高頻度に異常がみられている[49]。これは透析患者では動脈硬化性の病変が高頻度にみられることから、同様な血管変化が陰茎の血管系にくるのはむしろ当然といえる。

c　神経系の異常　勃起に関与する自律神経系を直接評価する方法はないので、球海綿体筋反射の潜時の計測や陰茎背神経の伝導速度の計測などの体性神経系の検査で代用されている。透析患者では尿毒症性神経障害によって種々の程度の神経障害がみられる。

EDの認められる透析患者で球海綿体筋反射の潜時の延長や陰茎背神経伝導速度の異常が高頻度認められ、自律神経系の検査である心臓血管系の検査結果とよく相関すると報告されている[50]。

d　NO合成の異常　慢性腎不全のNO産生に及ぼす影響に関してはまだ不明な部分が多いが、何らかの影響を及ぼすとする報告が多い。

まず、血管での血管内皮由来のeNO合成酵素の量の減少や活性の低下が報告されている[51]。また慢性腎不全では内因性NO合成酵素阻害物質が増加しており、これが慢性腎不全におけるNOの産生を阻害していることが報告されている[52]。これら慢性腎不全におけるNOの産生低下がEDの発症に関与している可能性があるが、どの程度EDに関与しているかは現在のところ不明である。

本来、NOの合成が障害されている症例にはバイアグラは効果が期待できないが、最近Paulら[53]ら透析患者でEDになるような降圧剤などが投与されていない41〜59歳の9例に試験的にバイアグラ50 mgを投与したところ、14回性交を試みたうち、いずれも効果が得られ、60％の症例がよりよい勃起に満足を示したが、射精は全例遅延していたと報告している。また、Jacquesら[54]も4例の透析患者（37〜64歳）にバイアグラを50 mg投与し、投与前後で国際勃起機能（International Index of Erectile Function；IIEF）スコアの変化を観察しており、15の質問項目の内13項目において平均1点以上の改善を示し、合計点数は平均22点以上の改善を示し、これら透析患者のEDの治療に有効であったと報告している。しかし、本症では薬物代謝の遅延なども考えられ、クレアチニンクリアランスが30 ml/分以下の場合は本剤の使用に際して注意が必要で、医師の指導にしたがって「バイアグラ使用ガイドライン」を守って正しく服用する必要がある。

e　貧血　慢性腎不全患者では貧血が認められ、これによる活動性の低下や性欲の低下、性機能障害などが報告されており、エリスロポエチン（造血薬）による貧血の改善に伴ってEDの自覚的な改善、NPTの改善、陰茎血流の改善、パパベリンテストの改善などが報告

されている[55)56)]。しかし、エリスロポエチン自体は海綿体平滑筋に直接作用しないと報告されている[57)]。したがって貧血の改善による活動性の増加、性欲の亢進、血液粘調度の増加などが関与しているものと思われる。

以上、透析患者におけるEDの発症には神経障害、血管障害、内分泌異常などが複雑に関与していることがわかってきた。また透析患者のうち糖尿病性腎症のような症例では、糖尿病自体EDを引き起こすので、これら原疾患によるEDか区別が困難であるし、透析患者ではこのほか降圧薬をはじめとする種々の薬物を服用しており、しかも透析患者では薬物代謝が低下しているので薬物が健康人より大きく影響することも考えられ、これら薬物によるEDも念頭に置く必要がある。

4）内分泌疾患

最近勃起のメカニズムの解明が進み、これら勃起をコントロールしている自律神経や神経伝達物質などが次第に明らかにされるとともに、勃起とホルモンとの関係についても明らかにされつつあり、内分泌疾患が原因と思われる性機能障害の発生頻度は5～35％と報告者により差がみられている[58)]。内分泌疾患の中でも性機能障害と関連のあるのは性腺機能低下症、高プロラクチン血症、甲状腺機能亢進症と低下症などが主なもので、ここでは性機能障害と最も関連のある性腺機能低下症と高プロラクチン血症についてのみ述べることにする。

❶ 性腺機能低下症に伴う性機能障害

男性ホルモンは主として精巣のライデイッヒ細胞（間細胞）より分泌されるが、この男性ホルモンの分泌は視床下部からの性腺刺激ホルモン放出ホルモン（GnRH）が、脳下垂体門

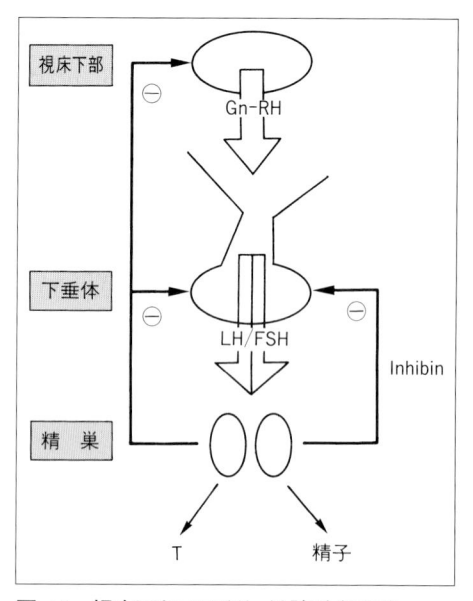

図 14．視床下部-下垂体-性腺系（男性）
T：テストステロン
（文献 59 より引用）

表 9. 低アンドロゲン症の成因

低ゴナドトロピン性
先天性
体質性思春期遅延
GnRH 単独欠損症（および嗅覚異常）
LH 単独欠損症（fertile eunuch）
多発奇形を伴う症候群（Prader-Labhart-Willi, Laurence-Moon-Biedl）
後天性
ゴナドトロピン単独欠損症
老　化
慢性疾患（腎、肝）
薬　剤
肥　満
睡眠無呼吸
飢　餓
ストレス
特発性
汎下垂体ホルモン欠損に合併
下垂体自己免疫疾患
頭部外傷
感染症（結核、梅毒）
浸潤性疾患（sarcoidosis, hemochromatosis）
放射線照射
転移性下垂体腫瘍
頭蓋内原発腫瘍（下垂体腫瘍、松果体腫瘍等）
手　術
高ゴナドトロピン性
先天性
異常 LH
アンドロゲン不応症
両側停留精巣
アンドロゲン産生酵素の欠損
性腺異形成症
クラインフェルター症候群
Myotonic dystrophy
多発腺不全症候群
多発奇形症候群
精巣消失症候群
後天性
老　化
慢性疾患（腎、肝）
薬　剤
放射線照射
精巣外傷
精巣手術
感染症（ウイルス性、細菌性）
精索軸捻転
特発性

（文献 59 より引用）

脈系を経て脳下垂体前葉に作用して性腺刺激ホルモン（LH）を分泌させ、これがライデイッヒ細胞に作用して男性ホルモン（テストステロン）が分泌される（図 14）。このように精巣は上位中枢によりコントロールされており、精巣に障害があっても男性ホルモンの分泌が障害されるし、上位中枢に問題があっても男性ホルモン欠乏状態に陥る。

男性ホルモンの欠乏をきたす疾患のうち先天性のものでは成人して性機能障害で初めて気づくことは稀で、思春期発来の遅延などで気付き成人まで放置されることはほとんどない。ごく稀に染色体組み合わせの異常の Klinefelter 症候群で不妊を訴えて来院し、よく聞くと勃起障害もあったという症例がみられる。後天性のものでは脳下垂体腫瘍や外傷後、あるいは原因不明の後天性精巣障害などが稀にみられるが、その大半は加齢による精巣機能低下である（表9）。

　男性ホルモンの作用低下に伴い、精子形成、筋肉、骨、骨髄の機能や代謝、認識力、さらに性欲を含む情動や性行動を含む行動力が障害される[59]。

　この男性ホルモンと勃起との関係ついてみると、脳ではモノアミンの作用を発揮させるのに男性ホルモンの存在が極めて重要であることがわかっているが、男性ホルモンの受容体は大脳辺縁系や視床下部のニューロンの中だけでなく、仙髄副交感神経核内にも認められており、ホルモンがこれらの勃起のセンターをコントロールしていると考えられている。またテストステロンは勃起の中枢だけでなく NOS 合成を介して陰茎海綿体平滑筋の弛緩に関与し、局所で勃起に直接関与していることが明らかになったわけである[60)61]。

　最近、微量のホルモンの測定が可能になるにしたがってテストステロンの低下に伴うED 症例が実際に報告されるようになった[62]。

　ED を訴えて来院する男性ホルモン欠乏症例のほとんどは後天性のもので、しかも加齢に伴う精巣よりの男性ホルモン分泌低下症例であることは既に述べた通りである。

　われわれは ED を訴えて来院した 1,170 例の血中総テストステロンと遊離テストステロン［血中テストステロンはその大半が性ステロイド結合グロブリン(SHBG)に、わずかにアルブミンと結合しており、これら SHBG と結合しているものは標的組織で活性を示さないので、SHBG に結合しない遊離テストステロン値の測定が重要］を測定したところ、血中総テストステロンは 60 歳頃からゆるやかに減少するのに対し、遊離テストステロンは 20 歳代をピークに年齢とともに減少し、40 歳ごろよりその減少が著明になることがわかった。

　そして、加齢とともに、テストステロン低値を示す ED 患者も増加してくる。すなわちED を訴えてきた症例を 50 歳未満、50〜69 歳、70 歳以上の群に分けてこれら年代の中でテストステロン値が低値を示した症例の占める率を求めてみると、図 15 の如くで、50 歳未満では 6.3%、50〜69 歳 10.5%、70 歳以上では 21.7% と、70 歳以上では 50 歳未満の 3.3 倍も増加しており、加齢とともにテストステロン低値を示す ED 患者が増加していることがわかる[63]。

　これら、テストステロン欠乏に伴う ED に対しホルモン補充療法（エナント酸テストステロン 125 mg を 2 週間ごとに筋肉注射）を行うと性交時の勃起が 82.9% 改善し、体調や気力も 70.7% が改善を認めている。一方、テストステロン値が正常な ED 症例にホルモン補充療法を行っても効果がないことからも、テストステロンが ED と密接な関係があることがわかる。

❷ 高プロラクチン血症と性機能障害

　プロラクチンは脳下垂体前葉から分泌される蛋白ホルモンで、その分泌は視床下部より

主としてドーパミンなどのプロラクチン抑制因子(PIF)により調節されている。

プロラクチンは女性では乳腺の発達、乳汁産生分泌、哺乳行動の惹起、排卵抑制などの重要な役割を担っているが、男性における生理的意義はまだよくわかっていない。

高プロラクチン血症では性欲、勃起、射精などが障害されるとされており、高プロラクチン血症は性機能障害患者の1.4%から8.5%にみられる[64]。この男性性機能障害を起こす機序としては高濃度のプロラクチンが視床下部の性腺刺激ホルモン放出ホルモン(GnRH)の分泌を抑制するために起こる低ゴナドトロピン血症が、低テストステロン状態を惹起するものとされている。しかし、著明な高プロラクチン血症を除いて多くの症例ではこのゴナドトロピンが正常であったり、テストステロン値も正常のことがほとんどであることか

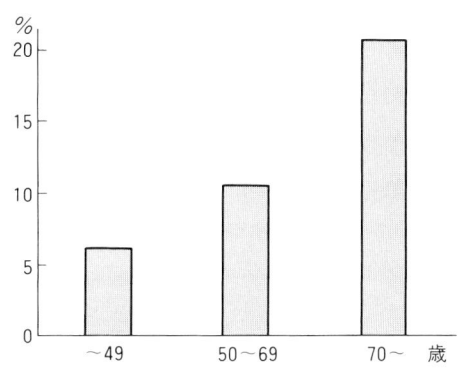

図 15. 各年齢群におけるテストステロン低下症例の占める率
加齢とともに男性ホルモン欠乏に伴う ED が増加することがわかる。

表 10. 高プロラクチン血症の原因

1. PIF の分泌不全
1）視床下部疾患
2）下垂体病変
2. プロラクチン産生腺腫
3. 薬剤性
1）ドーパミン産生抑制剤
reserpines, α-methyldopa, opiates, endorphins
2）抗ドーパミン作動剤
phenothiazines(chlorpromazine), butyrophenones(haloperidol), amitriptylines, benzamides(sulpiride, metoclopramide), serotonin precursors(5-HTP), GABA analogue(muscimol)
3）作用機序が不明なもの
histamines, histamine-H_2 receptor antagonist
4）下垂体に作用するもの
estrogen, TRH
4. 代謝の低下
甲状腺機能低下、腎不全
5. 反射性
胸壁刺激(帯状疱疹)、手術
6. その他
ストレスなど

（文献 65 より引用）

ら脳下垂体を介さない直接作用が考えられている[59]。

著明な高プロラクチン血症の原因[65]は(表10)、脳下垂体のプロラクチン産生腫瘍によることがほとんどである。また、軽度の高プロラクチン血症の多くは薬物性のもので、高プロラクチン血症を引き起こす種々の薬物が知られているが、主として抗精神病薬(スルピリド：ドグマチール® など)で、これら抗精神病薬を使用中の症例ではほかにも性機能を低下させるような抗精神病薬が使用されていることが多いので、単に高プロラクチン血症のみがEDの原因と判定するのは困難なことが多い。また、これら症例で原因薬剤を中止し高プロラクチン状態が改善してもEDは改善しないことも多く、他の治療法の併用が必要なことが多い。

3 薬物が引き起こす性機能障害

優れた薬剤の開発により病気で悩む多くの人たちが救われてきた。しかし、薬剤の投与の仕方によっては副作用が出て、そのために長い間苦しんだり、その副作用で死に至ることもある。

薬剤の副作用として、性機能障害も起こる。しかし、性機能障害は直接生命に関わらないので、薬剤による性機能障害が注目されることはなく、実際に文献を検索しても、わが国での報告例は少数しかみられない。また、薬剤の使用説明書に記載される副作用欄についても、欧米のように性機能障害に関する注意が記載されていることは稀で、これはわが国の製薬会社だけでなく薬剤の許認可や管理指導する機関の性機能に対する関心の低さを示すものである。また、薬剤を処方する医師や薬剤師自身が薬剤の性機能に及ぼす影響についての正確な知識をほとんど持ち合わせていない。

ここでは長年男性性機能に影響を及ぼす薬物について調査研究してきた三浦[66]のデータから主な薬剤の一覧表(表11)を紹介するとともに、最近勃起や射精のメカニズムの解明が進んできたことから、これら薬剤の性機能障害を引き起こすメカニズムが明らかにされつつあるので、主な薬剤について古川と内山[67]の薬理学的作用機序についての解説を引用しながら述べることにする。

したがって薬剤を処方する際、あるいは投与中の薬剤が性機能に影響を与える危険があるかどうか知りたい場合は三浦の薬剤の一覧表から検索し、その薬剤が性機能に影響を及ぼすメカニズムを知りたい時は古川と内山の文献をみるとよい。

さて、性欲を低下させる薬物ついては、主に中枢神経系に作用して性欲を低下させ、その結果としてさらに勃起を抑制すると考えられる。

また、勃起は主に副交感神経系が関与し、その抑制がEDの主原因となっており、射精は主に交感神経系が関与し、その抑制が射精障害の主原因となっている。このように薬理作用から性機能障害の機序が明らかなものばかりではなく、作用機序が明らかでないものもある。

表 11-1. 外国文献により集録した ED の原因薬剤(薬効別分類)

```
Ⅰ. 中枢神経系用薬
   抗てんかん剤(抗痙攣剤)
      a) ジベンツアゼピン系‥‥‥‥‥‥‥‥‥‥カルバマゼピン
      b) スルチアム‥‥‥‥‥‥‥‥‥‥‥‥‥‥スルチアム
   解熱・鎮痛剤
      消炎鎮痛剤‥‥‥‥‥‥‥‥‥‥‥‥‥‥‥ナプロシセン
   精神神経用剤
      Major tranquilizer
      a) フェノチアジン系誘導体‥‥‥‥‥‥‥‥クロムプロマジン、塩酸チオリダジン、ペルフェナジ
                                          ン、塩酸フルフェナジン、マレイン酸レボメプロマジ
                                          ン
   抗抑うつ剤
      a) イミプラミン類‥‥‥‥‥‥‥‥‥‥‥‥塩酸クロミプラミン
      b) ジベンゾサイクロヘブタジン誘導体‥‥塩酸アミトリプチリン
Ⅱ. 末梢神経系用薬
   筋弛緩剤‥‥‥‥‥‥‥‥‥‥‥‥‥‥‥‥‥バクロフェン
   鎮痙剤‥‥‥‥‥‥‥‥‥‥‥‥‥‥‥‥‥‥臭化水素酸スコポラミン
Ⅲ. 循環器官用薬
   不整脈治療剤
      a) 交感神経β遮断剤‥‥‥‥‥‥‥‥‥‥塩酸プロプラノロール、ピンドロール、アテノロール
      b) その他‥‥‥‥‥‥‥‥‥‥‥‥‥‥‥ジソピラミド
   利尿剤
      a) サイアザイド系剤‥‥‥‥‥‥‥‥‥‥ヒドロクロロチアジド
      b) サイアザイド類似剤‥‥‥‥‥‥‥‥‥クロルタリジン、フロセミド、インダバミド
      c) 抗アルドステロン剤‥‥‥‥‥‥‥‥‥スピロノラクトン
   血圧降圧剤
      a) β-遮断剤‥‥‥‥‥‥‥‥‥‥‥‥‥‥塩酸プロプラノロール、ピンドロール、アテノロール、
                                          ナドロール、酒石酸メトプロロール
      b) α₁-遮断剤‥‥‥‥‥‥‥‥‥‥‥‥‥‥塩酸プラゾシン
      c) α₁, β-遮断剤‥‥‥‥‥‥‥‥‥‥‥‥塩酸ラベタロール
      d) 中枢神経作動剤‥‥‥‥‥‥‥‥‥‥‥メチルドパ、塩酸クロニジン、酢酸グアナベンズ
      e) カルシウム拮抗剤‥‥‥‥‥‥‥‥‥‥ニフェジピン
      f) ACE阻害剤‥‥‥‥‥‥‥‥‥‥‥‥‥カプトプリル
      g) 末梢性交感神経抑制剤‥‥‥‥‥‥‥‥レセルピン、硫酸グアネチジン、硫酸ベタニジン
      h) 血管拡張剤‥‥‥‥‥‥‥‥‥‥‥‥‥塩酸ヒドラジン
   血管拡張剤
      ベンゾチアゼピン系Ca拮抗剤‥‥‥‥‥‥塩酸ジルチアゼム
   高脂血症用剤
      コレステロール合成阻害剤‥‥‥‥‥‥‥‥クロフィブラート
Ⅳ. 呼吸器官用薬
   鎮咳去痰剤(交感神経興奮剤)‥‥‥‥‥‥‥‥塩酸エフェドリン
Ⅴ. 消化器官用薬
   消化性潰瘍治療剤
      a) 胃酸分泌抑制剤‥‥‥‥‥‥‥‥‥‥‥シメチジン
      b) 抗コリン性鎮痙剤‥‥‥‥‥‥‥‥‥‥臭化プロパンテリン
      c) その他‥‥‥‥‥‥‥‥‥‥‥‥‥‥‥スルピリド
Ⅵ. ホルモン剤
   抗アンドロゲン剤‥‥‥‥‥‥‥‥‥‥‥‥‥塩酸シプロテリン
Ⅶ. 代謝性用薬
   糖尿病治療剤‥‥‥‥‥‥‥‥‥‥‥‥‥‥‥グリベンクラミド
Ⅷ. 抗生物質
   抗原虫剤‥‥‥‥‥‥‥‥‥‥‥‥‥‥‥‥‥メトロニダゾール
Ⅸ. 化学療法剤
   抗結核剤‥‥‥‥‥‥‥‥‥‥‥‥‥‥‥‥‥エチオナミド、イソニアジド
```

日本医薬品集(薬業時報社):第22版(1998〜1999年)に集載薬剤
(文献66より引用)

表 11-2. わが国における ED の原因と考えられた薬剤名(薬効別分組) ＊印は重複薬剤

I．中枢神経系用薬	3）血圧降下剤	V．その他の薬剤
1）催眠鎮静剤	塩酸エカラジン	1）糖尿病治療剤
ニトラゼパム	塩酸グアンファシン	トリブタミド
プラゼパム	塩酸クロニジン	2）前立腺治療剤
ロフラゼプ酸エチル	塩酸プラゾシン	＊酢酸クロルマジノン
2）抗てんかん剤	塩酸ラベタロール	セルニチンポーレンエキス
カルバマゼピン	塩酸レセルピン酸	パラプロスト
スルチアム	ジメチルアミノエチル	3）制癌剤
3）興奮薬、覚せい剤	クロフィブラート	テガフール
塩酸メタンフェタミン	臭化ヘキサメトニウム	4）ホルモン剤
4）精神神経用剤	シロシンゴピン	＊酢酸メドロキシプロゲステロン
アモキサピン	＊メチルドパ	＊エナント酸テストステロン
塩酸クロミプラミン	ラウオルフアアルカロイド	スタノゾロール
塩酸マプロチリン		リン酸エストラムスチン
塩酸メチルフェニデート	硫酸グアネチジン	メスタノロン
デカン酸ハロペリドール	硫酸ベタニジン	フェニルプロピオン酸ナンドロロン
プロマゼパム	レシナミン	
II．末梢神経系用薬	＊レセルピン	エチルナンドール
1）骨格筋弛緩剤	4）血管拡張剤	フランプロピオン酸ノルテストステロン
ダントロレンナトリウム	＊塩酸ジルチアゼム	
III．循環器官用薬	5）高脂血症用剤	エチルエストラジオール
1）不整脈用剤	シンフィブラート	5）抗ウイルス剤
塩酸オクスプレノロール	IV．消化器官用薬	ビダラビン
＊ジソピラミド	1）消化性潰瘍用剤	6）抗酒剤
マレイン酸チモロール	＊スルピリド	ジスルフィラム
2）利尿剤	＊シメチジン	
スピロノラクトン	＊塩酸セトラキサート	

日本医薬品集(薬業時報社)：第22版(1998〜1999年)に集載薬剤
(文献66より引用)

1）性欲を低下させる薬剤(表12、図16)

i　男性ホルモン関連薬

　男性ホルモンは中枢ばかりでなく末梢においても性機能と密接に関与している。したがって男性ホルモンの合成抑制や受容体遮断を生じるものは、性欲低下と ED を生じる可能性が大きいわけである。

　男性ホルモンの分泌は視床下部からの GnRH が下垂体を刺激し、ゴナドトロピンを分泌し、それが精巣を刺激して男性ホルモンが分泌される。このように精巣で分泌された強力な男性ホルモンのテストステロンは 5α-reductase という酵素によってジヒドロテストステロンに変化し、これが受容体と結合して作用を示すわけである。前立腺癌の際に使用するリュープロレリンなどの GnRH 類似薬は、一過性には下垂体からのゴナドトロピンの分泌を促進するが、持続的に使用するとゴナドトロピン分泌を抑制するため、間接的に男性ホルモン合成を抑制し、前立腺癌の発育を抑えるが、性欲を低下させる原因となる。

　卵胞ホルモン製剤のジエチルスチルベストロールやエチニルエストラジオールも、ゴナドトロピンの分泌を抑制して男性ホルモンを低下させる。

　フルタミドやシプロテロンなどの抗男性ホルモン薬は前立腺癌の治療に使用されているが、ジヒドロテストステロンの受容体結合を遮断する。

表 12. 性欲や勃起に影響を及ぼす可能性のある薬物

中枢性に作用する薬物
A．男性ホルモン（アンドロゲン）関連薬
　　GnRH 類似薬：リューブロレリン、ブセレリン①
　　卵胞ホルモン製剤：ジエチルスチルベストロール、エチニルエストラジオール②
　　抗アンドロゲン薬：フルタミド、シプロテロン③
　　黄体ホルモン製剤：
　　　アリルエストレノール、クロルマジノン④
　　抗痙攣薬：
　　　フェニトイン、フェノバルビタール⑤
　　カリウム保持性利尿薬：スピロノラクトン⑥
　　チアジド系利尿薬：クロロチアジド⑦
　　強心薬：ジゴキシン⑧
　　ヒスタミン H_2 受容体遮断薬：シメチジン⑨
B．ドーパミン神経系を抑制する薬物（血中プロラクチンを上昇）
　　高血圧治療薬：
　　　α-メチルドーパ、グアネチジン⑩
　　抗精神病薬：
　　　クロルプロマジン、フルフェナジン⑪
　　プロカイネティックス：
　　　スルピリド、メトクロプラミド⑫
　　炭酸脱水酵素阻害薬：アセタゾラミド⑬
　　躁病治療薬：炭酸リチウム⑭
　　オピオイド：モルヒネ⑮
　　三環系抗うつ薬：
　　　イミプラミン、アミトリプチリン⑯

C．セロトニン神経系を興奮させる薬物（血中プロラクチンを上昇）
　　三環系抗うつ薬：
　　　イミプラミン、アミトリプチリン⑯
　　MAO 阻害薬：フェネルジン⑰
D．その他
　　ベンゾジアゼピン誘導体：ジアゼパム
　　高血圧治療薬：クロニジン、α-メチルドーパ⑱
　　β-遮断薬：プロプラノロール⑲
　　高脂血症治療薬：
　　　ゲムフィブロジル、クロフィブラート
末梢性に作用する薬物
A．抗コリン作用に基づく薬物
　　鎮痙薬：アトロピン、スコポラミン❶
　　パーキンソン治療薬：
　　　トリヘキシフェニジル、ベンズトロピン❷
　　喘息治療薬：イプラトロピウム❸
　　抗精神病薬：
　　　クロルプロマジン、フルフェナジン⑪
　　抗うつ薬：
　　　イミプラミン、アミトリプチリン⑯
　　中枢性筋弛緩薬：
　　　シクロベンザプリン、オルフェナゾリン❹
　　抗不整脈薬：ジソピラミド❺
　　抗ヒスタミン薬：ジフェンヒドラミン❻
B．その他
　　高血圧治療薬：クロニジン、α-メチルドーパ⑱
　　β-遮断薬：プロプラノロール⑲
　　$\alpha \cdot \beta$-遮断薬：ラベタロール❼
　　非ステロイド性抗炎症薬：インドメタシン❽

○の番号は主に中枢で作用する薬物を示し、●の番号は末梢で作用する薬物を示す。
これは図 16、17 と表 12、13 に共通する。
（文献 67 より引用）

黄体ホルモン製剤のアリルエストレノールやクロルマジノンも同様に受容体遮断作用を示し、性欲低下、ED を生じる。

ii　プロラクチンに関係する薬物

　高プロラクチン血症を誘発する薬物により性欲低下および ED を引き起こす。

　プロラクチンの分泌は視床下部から遊離されるドーパミンによって抑制され、VIP やセロトニンにより亢進される。

　プロラクチンは視床下部からの GnRH 分泌を抑制することにより、下垂体からのゴナドトロピンの分泌を抑えたり、また Leydig 細胞膜の LH 受容体レベルで抑制的に作用してテストステロンの産生を阻害することにより性欲低下、ED をきたすと考えられている。

　高プロラクチン血症で ED に陥る頻度は高く、高プロラクチン血症の 90% 以上であるといわれているが、高プロラクチン血症をきたす薬物による血中プロラクチン上昇が性欲減退、勃起障害を必ずしも引き起こさないこともあり、これは視床下部の性中枢に対する直

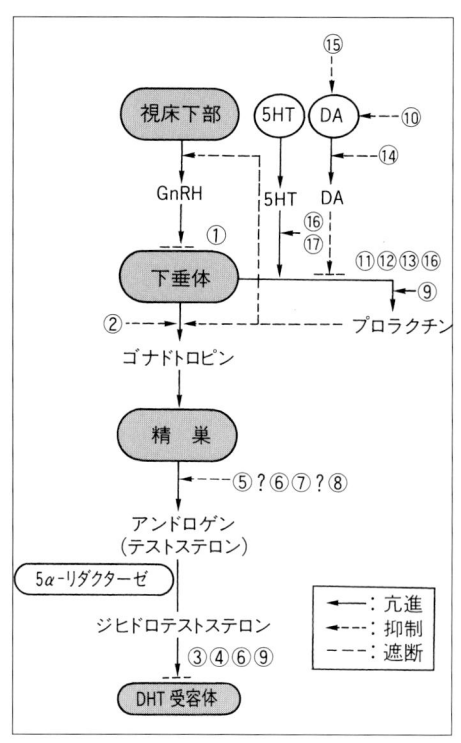

図 16. 視床下部、下垂体、精巣を介して性機能障害を生じる薬物
（番号は表 12 の薬物に対応）
（文献 67 より引用）

接作用で説明されている[68)69)]

iii ドーパミン作動神経活性抑制、セロトニン作動神経活性上昇に関係する薬物

性中枢においてドーパミンを減少させる、あるいはセロトニンを増加させるような作用のある薬物の使用により性欲の減退やEDが出現する危険がある。

高血圧治療薬の α-メチルドーパ、グアネチジンなどはドーパミン作動神経でドーパミン枯渇作用により、抗精神病薬のクロールプロマジン、フルフェナジン、ハロペリドールなどや胃運動促進作用薬のスルピリド、メトクロプラミドなどはドーパミン受容体遮断作用により、性欲低下をきたすと考えられる。また、躁病治療薬の炭酸リチウムは、ドーパミン遊離抑制を介しドーパミン活性を低下させ[70)]、性欲低下をもたらすと考えられる。

また、モルヒネなどのオピオイドは視床下部視索前野のドーパミン作動神経を抑制するため性欲を低下させる。

三環系抗うつ薬のイミプラミン、アミトリプチリン、クロミプラミンなどはドーパミン受容体遮断作用に加えて、セロトニンの神経内再取り込み抑制により、セロトニン作動神経活性を上昇させ、性欲低下をもたらす。

その他、抗不安薬、催眠薬などの目的で使用するベンゾジアゼピン誘導体(ジアゼパムなど)は性欲低下を生じるが、これは性中枢の鎮静作用によると考えられている。

2）末梢性に ED を引き起こす薬

i 抗コリン作動神経に関係する薬物

勃起は副交感神経終末よりアセチルコリンを遊離し、ムスカリン受容体に作用して、主に NO を産生させ、これがサイクリック GMP の濃度を上昇させて起こることが明らかにされており、したがって抗コリンあるいはムスカリン受容体遮断作用のある薬物は、ED を生じる可能性が高い。

鎮痙薬のアトロピンやスコポラミン、喘息治療薬のイプラトロピウムなどはムスカリン受容体を遮断するので、ED を生じる可能性が高い。

抗精神病薬のクロルプロマジン、フルフェナジン、ハロペリドールなどや抗うつ薬のイミプラミン、アミトリプチリン、クロミプラミンなどは中枢作用以外に末梢性に抗コリン作用を示し ED を生じる。

ii 交感神経系に関係する薬物

高血圧治療薬の α_2 受容体刺激薬のクロニジンや α-メチルドーパは ED を生じることがある。

非選択的 β-遮断薬プロプラノロールや $\alpha \cdot \beta$-遮断薬のラベタロールも ED を引き起こすことがある。

iii プロスタグランジンに関係する薬物

非ステロイド性抗炎症薬のインドメタシンなどが ED を起こすことがあり、これはプロスタグランジン E_1 が陰茎海綿体平滑筋を弛緩させることから、プロスタグランジン合成阻害によると考えられる。

3）射精障害を引き起こす薬剤（表13、図17）

射精は大別すると、①精液の後部尿道への排出、②精液の膀胱への逆流を防ぐ内尿道口の閉鎖、③体外への射出の3つの過程から成り立っている。これらの過程には交感神経が主に関わっているが、副交感神経、および体性神経も関与している。したがってこれら神経機能を抑制する薬物により射精障害が生じる。

高血圧治療薬の α-メチルドーパ、グアネチジン、抗精神病薬のクロルプロマジン、フルフェナジン、ハロペリドールやプロカイネティックスのスルピリド、メトクロプラミドや三環系抗うつ薬のイミプラミン、アミトリプチリン、クロミプラミンはドーパミン作動神経を抑制するために射精障害を生じる可能性がある。また、高血圧治療薬である α-メチルドーパや α_2 受容体作用のクロニジン、β-遮断薬のプロプラノロールで射精障害が報告されている。これは中枢性の交感神経抑制が関わっていると考えられる。また前述の α-メチルドーパ、グアネチジンなどは末梢性に交感神経終末ノルアドレナリン量を低下させ、その遊離を抑制するため、交感神経活性を低下させる。同様に、α-受容体遮断薬も受容体でノルアドレナリンの結合を抑制するため、交感神経活性を低下させる。非選択的 α-遮断薬のフェントラミンやフェノキシベンザミンによる射精障害が報告されている。

以上、性欲低下、ED、射精障害を引き起こす薬物ついて述べてきたが、その数は多数で、とてもここですべて述べることはできないので、もっと詳しく知りたい場合は性機能障害

表 13. 射精に影響を及ぼす可能性のある薬物

中枢性に作用する薬物
A．ドーパミン神経系を抑制する薬物 　　高血圧治療薬： 　　　　α-メチルドーパ、グアネチジン⑩ 　　抗精神病薬： 　　　　クロルプロマジン、フルフェナジン⑪ 　　プロカイネティックス： 　　　　スルピリド、メトクロプラミド⑫ 　　炭酸脱水酵素阻害薬：アセタゾラミド⑬ 　　躁病治療薬：炭酸リチウム⑭ 　　オピオイド：モルヒネ⑮ 　　三環系抗うつ薬： 　　　　イミプラミン、アミトリプチリン⑯ B．セロトニン神経系を興奮させる薬物 　　三環系抗うつ薬 　　　　イミプラミン、アミトリプチリン⑯ 　　MAO阻害薬：フェネルジン⑰ C．その他 　　高血圧治療薬： 　　　　クロニジン、α-メチルドーパ⑱ 　　β-遮断薬：プロプラノロール⑲
末梢性に作用する薬物
A．末梢性に交感神経系を遮断する薬物 　　高血圧治療薬： 　　　　α-メチルドーパ、グアネチジン⑩ B．交感神経α受容体を遮断する薬物 　　α-遮断薬： 　　　　フェントラミン、フェノキシベンザミン❾ 　　抗精神病薬： 　　　　クロルプロマジン、フルフェナジン⑪ 　　三環系抗うつ薬： 　　　　イミプラミン、アミトリプチリン⑯

（文献 67 より引用）

に関する成書[71]を参照されるとよい。

　また、機序の不明な薬物も多く、その使用量や使用期間によっても、また個人の体調やその薬物に対する感受性の違いなどから性機能に及ぼす影響も違ってくる。

　一般に薬物による影響の場合はその薬物の使用を中止しただけで性機能は回復してくる。しかし、その回復の仕方も個人差がみられる。いずれしても薬物を使用中に性機能障害が生じた場合には薬物の影響によるものか疑ってみる必要があり、もし疑わしい場合にはその薬剤を中止するか、他の薬剤に変更してみる。

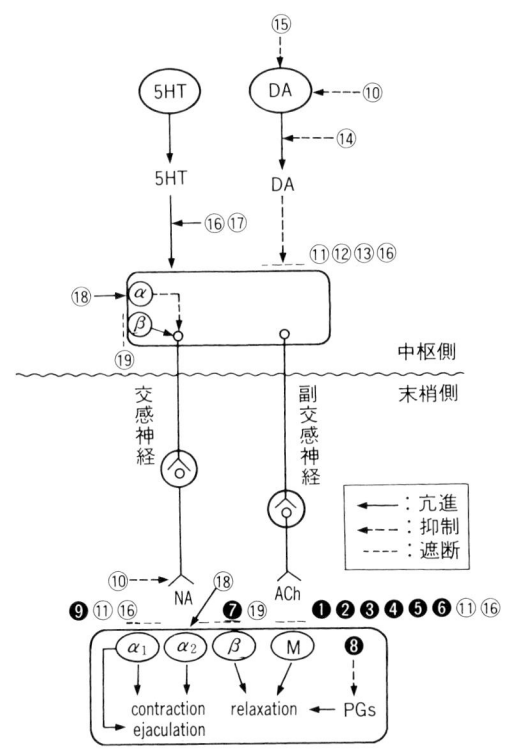

図 17. 主に自律神経系を介して性機能障害を生じる薬物
（番号は表 12、13 に対応）
（文献 67 より引用）

4 心理的要因

　EDはたとえそれが器質的要因によって引き起こされているものでも、心理的要因と全く無関係ではあり得ない。ここでは心理的要因によって引き起こされる代表的なEDである新婚EDについて述べることにする。

1）新婚EDについて

i　新婚EDの概念

　新婚EDは、結婚はしたけれど性交を試みるも十分な勃起が得られないために満足な性交ができないものを指し、この状態が心理的要因によって引き起こされるものに限定すべきであるという意見と[72)73)]、器質的要因による症例も含めるべきであるという意見があって必ずしも意見の統一をみていない。いずれにしても心理的要因によるものが圧倒的に多いことはいうまでもない。

　本症の病態を把握するには本人の生育歴、性歴、性格、その時の心理状態、体質、素質などの、いわゆるパーソナリティーから原因を探求する必要がある。また本症にはパートナーの女性側因子も関与してくるので、その実態はかなり複雑になっている。

表 14. 心因性 ED の心理的要因

現実心因……日常生活における現実的ないろいろな出来事による心理的ストレス 　　性的未熟、性的無知、過去の性行為の失敗、性器劣等感、性的習慣の罪悪感、新婚状態、初回性交、男女間のコミュニケーションの拙さ、女性からの抑制、失恋、不倫、疾患懸念、妊娠恐怖、性病恐怖、家庭内経済問題、家庭内の不慮の出来事、嫁姑問題、職業からの抑圧
深層心因……心の奥底に潜んで抑圧され複雑な心理的ストレス 　　幼少時における心的外傷体験、母子の不分離、性否定的養育歴、エディプス・コンプレックス、両親への憎悪、異性に対する敵意、愛情葛藤、性に対する抑圧感情と罪悪感、性的嫌悪、抑圧された感情、無意識的な不安や憎しみ、ホモ・セクシャル、近親相姦欲求

（文献 76 より引用）

ii 背景

　ここに自験データを紹介すると、ED を主訴に受診した患者 3,807 例のうち新婚 ED は 960 例で 25.2％を占め、これら症例の平均年齢は 36.1 歳、また妊孕能の盛んな 20〜30 代が 69.1％を占めていた[74)75)]。わが国では晩婚化が進んでおり、1999 年の厚生省人口動態統計では平均初婚年齢は夫 28.7 歳、妻 26.8 歳となっているが、新婚 ED の結婚年齢はこの全国平均よりさらに高くなっている。また結婚の形態をみると 1998 年の厚生省の「結婚と出産に関する全国調査」では見合い結婚が 9.6％、恋愛結婚が 87.3％と見合い結婚が減少しているのに対し、自験例では見合い結婚が 53.2％、恋愛結婚 36.9％であり、一般人と比較して見合い結婚が圧倒的に多いことがわかる。

　初婚男性の性歴をみると 30％が結婚まで性体験がないことが判明した。このような性体験不足も本症発症の要因の一つになっていると考えられる。

　また、結婚から受診までの期間は 2 カ月から 12 年、平均 16.5 カ月で、結婚早々に受診する症例もあれば、10 年以上も放置していた症例もある。同胞関係をみると長男が最も多く、そのほかに一人っ子が目立っている。

iii 発症因子

　正常な性行為は性的刺激に反応し性的興奮が起こり、勃起、挿入、射精、オーガズム、性的満足といった一連の過程をたどり、この性的満足がポジティブフィードバックとなってまた次も同じ行為をしたいと思い、これが繰り返されるわけである。

　心因性 ED は、その一連の過程で何らかの心理的要因がストレスとなって、性的刺激があっても勃起しなかったり、不十分であると性的満足が得られないことによる不安緊張が生じ、次の性行為もまた失敗するのではないかという予期不安となる。そして性行為の失敗を繰り返すうちに完全に条件づけされてしまい、性的な場面に臨むと予期不安が生じるため、必ず失敗するようになる。

　心因性の新婚 ED の原因は多彩で、些細な引き金因子(現実心因)から根の深い因子(深層心因)までさまざまな心理的因子が関与している[76)]（**表 14**）。

　新婚 ED では性体験の乏しいカップルが多いことも最初の性交の失敗の原因になっていると思われる。また、不安や緊張に代表される性にとってマイナス情動は、外的、内的な原因で誘発され、性行為に最も大切な夫婦間の調和を乱す基本的因子となる。

表 15. 新婚 ED に対する鑑別診断結果

分類			症例数
器質性 181 例 (18.8%)	内分泌性 126 例 (13.1%)	精巣機能低下	47
		下垂体機能低下	3
		Kallmann 症候群	1
		Klinefelter 症候群	7
		PRL 産生下垂体腫瘍	10
		特発性高 PRL 血症	55
		甲状腺疾患	3
	血管性 12 例 (1.2%)	動脈性 糖尿病	5
		骨盤骨折・尿道断裂	4
		静脈性	3
	神経性 24 例 (2.5%)	頭部の外傷と手術	5
		脊髄損傷	12
		糖尿病	7
	血管神経性 12 例 (1.2%)	直腸癌根治術	8
		骨盤骨折・尿道断裂	2
		糖尿病	2
	陰茎性 7 例 (0.7%)	陰茎異物注入	3
		陰茎折症	2
		陰茎外傷後の硬結	2
混合性 91 例 (9.5%)		糖尿病	24
		頭部の外傷と手術	3
		脊髄損傷	7
		骨盤骨折・尿道断裂	8
		結腸・直腸癌根治術	3
		前立腺炎	16
		腎不全	5
		肝機能不全	3
		薬剤	22
機能性 688 例 (71.7%)			688
合計			960

(文献 75 より引用)

iv 新婚 ED はすべて心因性か

　新婚 ED は心因性だろうと思われているが、われわれの新婚 ED 症例に初診時問診してみると器質的要因によると思われたのは 11.3%みられ、全く器質的要因が認められないものは 88.1%であったが、これら症例に勃起機能検査をはじめとする種々なる ED 検査を施行したところ器質性 18.8%、心因性 71.7%、両因子が混在する混合性 9.5%であることがわかり、われわれの検査では器質性 ED と混合性 ED が約 3 割含まれていることがわかった[75]（表15）。ほかの施設の鑑別診断結果でも心因性 80%、器質性 20%という報告が多いようである[77]。しかし、新婚 ED は心因性のもののみとする定義を採用している施設では新婚 ED の原因を改めて鑑別診断している報告は少なく、はじめからすべて心因性として治療されており、新婚 ED の中にはわずかではあるが、器質的要因によって引き起こされている症例も含まれていることに注意していないので、誤った治療が行われている可能性がある。
　また、最近経口 ED 治療薬バイアグラの使用が可能になり、今後このような ED 治療薬が

次々と開発され勃起を自由にコントロールできるようになると思われるが、これら治療により陰茎を勃起させ性交可能にさえすれば夫婦の問題がすべて解決すると考えるの間違いである。特に新婚EDでは見合い結婚が多く、肉体的結合がないため愛情がわかず、これら薬物療法で勃起させてもパートナーの協力がなかなか得られないという問題がある[78]。来院前に離婚の話が出ていたり、すでに離婚していたりで(新婚EDの離婚率は20～30％と高い)治療以前の問題があり、新婚EDの治療はEDの治療法が目覚ましい進歩を遂げている現在においてもなお困難であることには違いはない。

5 加齢がもたらす要因

　更年期というとすぐ女性の更年期を思い浮かべる人が多いと思う。また更年期はその時期にみられる、いわゆる更年期障害と混同されて使われている。しかし、男性の場合も女性と同様、幼・小児期よりいきなり性成熟期になるのではなく、その間には思春期があり、また性成熟期よりいきなり老年期になることはなくその間には更年期がある。そして欧米では20年以上も前から男性更年期という言葉が使われており、この時期には思春期のように激しい変化はないにしても身体的にも、また心理的にも変化がみられる。ただ、男性更年期は女性のようにホルモン分泌が著明に低下し排卵がなくなり、心身ともに激しく変化するのとは違い、男性では精巣での精子の形成は続いており、この点は女性の更年期とは趣が異なる。しかしよく調べてみると、女性と同年代で女性ほど激しくはないがホルモンの分泌低下に伴う身体的、心理的変化がみられる。これは女性より緩やかなホルモンの減少によるためと思われる。しかし多くの男性はそれが更年期の変化だと気づかないか、気づいても認めたくない気持ちがあるのかも知れない。

　この時期の症状として最も顕著なのは勃起力の低下である。しかしホルモンの低下は個人差が大きいように勃起力にも個人差が大きい。また心理的にも変化がみられ、この時期より自殺者が急激に増加してくる。ここではこのような加齢に伴う心身の変化の中で性機能の変化あるいはその障害について述べる。

1） 加齢による性機能の変化

i　加齢と性交回数

　加齢とともに生理機能としての性機能が衰えるのは当然である。例えば性交回数をみてみると加齢に伴い性交回数の減少が認められる。われわれの医師会員の調査では50歳代月平均5.7回、60歳代3.7回、70歳代1.9回と加齢とともに性交回数は明らかに減少を示している(表16)。

ii　勃起の加齢による変化

　ただ性交回数の変化はパートナーによる影響も大きいので、性機能のその他の性欲、勃起、射精、オーガズムなどの要素についても加齢による変化を検討し、総合的に性機能の加齢による変化を評価すべきであることはいうまでもないが、ここではEDに最も関係の深い勃起機能の加齢による変化についてみることにする。

勃起機能を客観的に評価する方法として夜間レム睡眠に一致してみられる夜間勃起(NPT)の計測が一般に広く使われている。NPT は、睡眠の状態に左右されるので、正確には陰茎の勃起状態を記録するだけでなく、脳波、筋電図、心電図、眼球運動などの記録も同時に行う必要があるが、一般には勃起状態のみの記録が行われている。

健康男性の NPT の測定では NPT における陰茎周径増加値および睡眠時間に占める

表 16. 年齢による性交回数の変化

年齢（歳）	性交回数（月平均）
20 代	17.8
30 代	12.4
40 代	9.2
50 代	5.7
60 代	3.7
70 代	1.9

［医師会員（900 人）の調査］

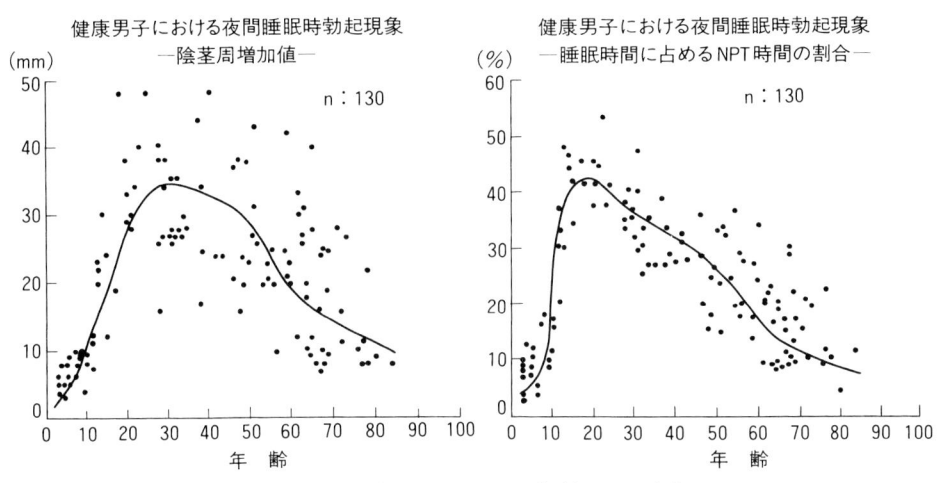

図 18. 健康男性の NPT の加齢による変化
（文献 79 より引用）

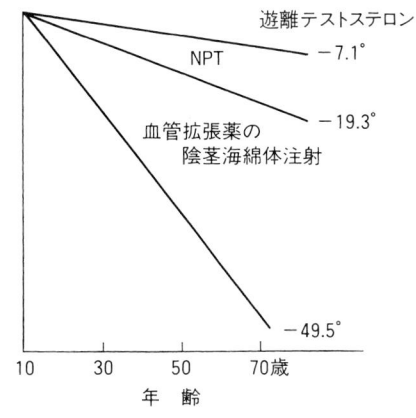

図 19. NPT、血管拡張薬の陰茎海綿体注射、遊離テストステロン値の年齢による変化

NPT時間の割合が加齢とともに低下すると報告されている[79](図18)。われわれもEDを主訴に来院した99例にNPTの測定を行い、年齢別に直線回帰分析を施行し、回帰方程式を求め、回帰直線とX軸の角度を求めたところ、年齢と明らかな負の相関がみられ、年齢とともに勃起力が減退することがわかった(図19)。

2) 加齢とED

i 加齢に伴うED発現頻度

EDの大変優れた疫学調査としてよく例に挙げられるのがアメリカのマサチューセッツ州ボストン近郊で行われた「男性の加齢による性機能の変化についての調査研究」(Massachusetts Male Ageing Study：MMAS)である。しかし、わが国ではこれまでEDの疫学調査が行われたことがなく、わずかにわれわれが1987年に種々なる疾患に合併するED患者数よりはわが国のED患者数を推計したものがあるのみであった[80]。これによると加齢に伴うEDのED患者総数に占める率は32.8〜47.9%であった。

最近全世界でEDの疫学調査を行おうという気運が高まり、その一つのグループとしてブラジル、イタリア、マレーシア、日本の4カ国が参加して同時にEDの疫学調査が行われ、その中間結果は1998年8月にアムステルダム(オランダ)で開催された第8回世界インポテンス学会で報告された[81]。これによると30〜35歳で完全なEDであるものが2.6%であるのに対し、61〜65歳で13.0%、66〜70歳19%、71〜75歳24%、76〜80代では44.4%と加齢に伴い増加することがわかった。また、完全と中等度のED患者数についてMMASと比較してみると、55歳ぐらいよりわが国では急激にED患者が増加して米国よりも多くなることはわかった(図3)。

一方、厚生省から3年ごとに発表されている各種疾患患者数を参考に原因疾患別ED患者数を推計してみると表4の如くで、4,411,900〜9,506,400人認められ、1987年のわれわれのデータと比較するとED患者が2倍以上に増加していることがわかった。特に加齢に伴うED患者の増加が顕著であり、加齢に伴うEDのED全体に占める率は46.2〜61.2%と増加している[82]。これは人口の高齢化が進んでいるためで、今後もこの傾向は続くものと思われる。

ii 加齢による勃起機能低下に影響を及ぼす器質的要因

そもそも性機能は個人差が大きいが、加齢に伴う性機能の低下も個人差が極めて大きい。ただ加齢に伴うごく生理的な勃起機能の低下だけでなく、加齢とともに糖尿病のような生活習慣病が増加してきたり、脳血管系の疾患も増加してくる。また高血圧症などで降圧薬をはじめとする自律神経薬剤を使用する機会や直腸、膀胱、前立腺などの骨盤内臓器の悪性腫瘍に対する根治手術を受ける機会も多くなる。これら疾患に伴い勃起に関与する神経系や血管系に器質的な変化を受けることが多くなる。また、高血圧症以外の疾患でもいろいろな自律神経薬剤が使用される機会が多くなり、これら薬剤が勃起機能を低下させることもある。このように加齢に伴い勃起機能が障害される機会が多くなるのである。

この加齢に伴う勃起機能の低下は単一の原因によるものでなく、勃起に関与する神経系、血管系、組織系あるいは内分泌系などの変化が複雑にからみあって起こると考えられる。また局所での変化だけでなく、性中枢における加齢性変化も重要である。

a　加齢による陰茎海綿体機能の変化　加齢による勃起機能の低下をみると、NPTの測定からも加齢とともに勃起機能は低下していることは明らかで、この勃起の低下は海綿体を含めた血管系の加齢による変化によるものか、内分泌系の変化によるものか検討してみた。

陰茎海綿体の機能をみる目的で陰茎内へ塩酸パパベリンあるいはプロスタグランジンE_1（PGE_1）のような血管作動薬を投与して陰茎周径の増加で勃起反応を測定し、一方、血中遊離テストステロンを測定し、これら検査成績を年齢別に直線回帰分析を施行し、各々の回帰方程式を求め、これら回帰直線とX軸の角度を算出してみると図19のように、血管作動薬の海綿体負荷に対する反応が年齢と強い負の相関を示したのに対し、遊離テストステロンも血管作動薬負荷に対する海綿体の反応ほどではないが年齢と負の相関を示した。このように、加齢による勃起機能の低下は血管系の変化が強く影響しているが、遊離テストステロンの加齢による減少も影響していることがわかった。

b　加齢による陰茎血管（陰茎海綿体組織を含む）系の変化　前述のように血管作動薬の海綿体内投与による反応は加齢とともに悪くなり、その原因に関しては流入血液量の減少あるいは海綿体白膜の変化などに伴う過剰流出が考えられる。

近年、超音波カラードプラ法が陰茎血管系の評価に使用されており、特に勃起に重要である海綿体動脈の血流測定からみた流入系の評価は確立されており、加齢により海綿体動脈の収縮期最大血流速度が有意に低下することが知られている[83]。

一方、陰茎海綿体の加齢による組織学的変化についてみると白膜面積の減少、平滑筋面積の減少、膠原線維の増加などが認められており、加齢による勃起機能の低下の一因が組織学的な変化にあることは間違いない。

また、免疫組織化学的手法で陰茎における内皮機能の検討では、加齢による内皮の形態的変化は認められないものの、細胞内カルシウムが内皮細胞外へ異常流出を起こしており、これが加齢に伴う勃起障害の原因の一つではないかと考えられている[84]。しかし陰茎組織における加齢に伴う内皮由来のNO合成酵素遺伝子の発現の低下は認められないとする意見もあり[85]、現在のところ加齢による内皮細胞の機能の変化については一定の結論は得られていない。

c　加齢による末梢神経系の変化　勃起に直接関与する神経系の機能が加齢によって影響を受けるかは明らかではない。それは一つにはいまだ自律神経機能検査法が確立されていないためで、現在ある検査法では加齢による変化を検出できないからである。

実験的には加齢により陰茎組織の神経由来のNO合成酵素遺伝子の発現の低下、NO合成酵素含有神経線維の減少を示すとされており[86]、これが加齢に伴う中枢性、末梢性の刺激に対する勃起の発現や勃起時の海綿体内圧の低下と関連があると考えられている。

d　加齢による内分泌系の変化　テストステロン、特に遊離テストステロンの加齢に伴う減少が勃起機能の低下と密接に関係があると考えられ、このテストステロンは中枢性にも末梢性にも勃起に関与していることは先に述べた通りで、実際にテストステロン欠乏に伴うEDが報告されているし、われわれもテストステロン欠乏に伴うEDを経験しており、これら症例にテストステロンを補充するとEDが改善するだけでなく体調の改善や気力の充実もみられることは既に述べた通りである。

e 加齢による性中枢の変化 脳の性中枢機能の研究はまだ始まったばかりで不明の点が多く、特に性中枢機能の加齢による変化についてはほとんどわかっていないのが現状である。先にも述べたように、テストステロンは内側視索前野の性中枢やその関連領域に多く存在するドーパミンニューロンを活性化し性機能に促進的に働くとされている。

高齢男性にL-ドーパ（ドーパミンの前駆物質）を投与した場合、NPTによる勃起機能の評価においては、遊離テストステロン正常の症例ではある程度勃起機能の改善が認められ、遊離テストステロン低値の症例では勃起機能にあまり変化がなく、さらに、テストステロンを補充するとL-ドーパに反応するようになり、勃起機能の改善が認められると報告されている[87]。また加齢ラットを用いた実験でもテストステロンやジヒドロテストステロンを投与した群は投与しなかった群に比べ勃起機能の改善が認められたが、この2群の加齢ラットにおける陰茎組織でのNOSの発現に差がなかったという報告[88]からも、男性ホルモン-ドーパミン系の勃起調節機序は陰茎での調節系よりも脳の性中枢が関与する勃起の調節系がより重要と考えられるが、脳の性中枢での勃起の調節系については、陰茎の調節系ほど解明は進んでいないのが現状で、今後の研究に待たねばならない。

iii 加齢による勃起機能低下に影響を及ぼす心理的要因

以上述べたような器質的要因だけでなく心理的な要因も重要である。特に長い間同じようなパターンの性生活を続けていることからくるパートナーに対する性的魅力の喪失が大きな要因になっていることがある。またパートナーから受ける精神的な抑制が勃起機能の低下の原因であることもある。この多くはパートナーが更年期を過ぎてホルモンの関係で性欲の減退をきたすだけでなく、性的興奮があっても膣分泌液の不足による性交時疼痛があることから性交を拒否し、それがきっかけでEDに陥るケースも多い。また中高年の性機能が衰える時期に何らかの理由で長期間性交の機会がないと勃起機能が衰えてしまうことがある。例えば妻と死別し、男手一つで子育てをし、子供たちが巣立って、いざ再婚しようと思ったらEDに陥ってしまっていたというケースも多い。したがって性機能の衰える時期には性交の頻度は少なくても規則的な性交の機会を持つことは勃起機能を衰えさせないために大切なようである。

それと、最も大切なことは老後の性生活を楽しみたいと思えば、若い頃からパートナーに十分な性的満足感を与え、パートナーに性生活は楽しいと感じてもらえるよう努めることである。そうすれば多少性交痛があってもパートナーは受け入れてくれるはずである。若い頃からパートナーのことなど考えず自分だけ満足すればよいような性生活をしていると、更年期を口実に性交を拒否されるのは当然で、若い頃のつけがきたとあきらめるしか方法はないわけで、このことを早くから指導する必要がある。

6 性欲減退を引き起こす要因

1）性欲中枢と性行動

性欲は種族保存のための一連の性行動の開始に不可欠なもので異性を得たいという本能

的なものである。

　種族保存にかかわる性行動の中枢は、海馬と視床下部を結合する中継所である大脳辺縁系の中隔核であり、大脳の発達した人では大脳皮質、中でも前頭連合野も性欲の発現に関与している。そして人がどのような性的刺激に対しどのように反応するかは、その過去の経験によるので、この前頭連合野は視、聴、味、嗅、触の五感からの情報を連合させ、過去の記憶をたどって、指令を視床下部に送り、ホルモンと自律神経が同調して性行動を開始する。また、人の場合は言語脳がよく学習されていなければ、言語機能も動作に携わっている前頭連合野の神経回路網に破綻をきたし、湧きあがる性欲をうまく発揮できなくなる。

　前頭連合野は異性への関心という性欲にからむ行動をプランニングする中枢であるとさ

表 17. 性欲低下をきたす疾患

```
1. 神経系疾患
   1) Shy-Drager 症候群
   2) オリーブ核・橋・小脳萎縮症(OPCA)
   3) パーキンソン病
   4) 器質性中枢神経障害(脳炎、脳腫瘍、頭部外傷など)
   5) 精神分裂病、うつ病
2. 内分泌系疾患
   1) 間脳下垂体系
      ①高プロラクチン血症
      ②低ゴナドトロピン性性腺機能障害
         Kallmann 症候群、Prader-Willi 症候群、Laurence-Moon-Biedl 症候
         群、Fröhlich 症候群、下垂体手術や放射線療法
   2) 精巣疾患
      ①高ゴナドトロピン性性腺機能障害
         Klinefelter 症候群
      ②女性化精巣腫瘍
         間細胞腫、セルトリ細胞腫
   3) 甲状腺疾患
         機能亢進症、低下症
   4) 副腎疾患
      ① Cushing 症候群
      ② Addison 病
      ③女性化副腎皮質腫瘍
3. 代謝異常や慢性消耗性疾患
   1) 糖尿病
   2) 慢性腎不全(血液透析患者)
   3) 慢性肝炎
4. 薬　物
   1) 抗てんかん剤(カルバマゼピン、スルチアム)
   2) major tranquilizer(クロルプロマジン)
   3) minor tranquilizer
   4) 抗うつ剤(スルピリド、クロミプラミン)
   5) 降圧剤(レセルピン、グアネチジン、メチルドパ)
   6) β遮断剤(プロプラノロール)
   7) アルコール依存症
   8) 慢性覚醒剤中毒
   9) 麻　薬
```

(文献 65 より引用)

れている[89]。

また、脳内モノアミンが性行動の発現に重要な役割を演じており、この作用を発揮させるのに男性ホルモンの存在が不可欠であることは既に述べた。

しかし、人では過去の失敗や不快感や緊張、社会的・宗教的規制などから、性欲が逆に抑制されるので、ほかの動物に比して複雑でこの人特有の抑制系はまだ十分解明されていない。また、性欲の程度やその有無を検出して数値化する検査法がいまだないので、その対比が難しい。したがって性欲低下をきたすとされる疾患のそのメカニズムをすべて説明できるわけではない。

2）性欲低下をきたす疾患

性欲の発現機序から考えて、性欲低下は大脳皮質を含む神経系の障害と、モノアミンの効果を発揮させるのに必要なホルモンの分泌障害をきたすような内分泌疾患などが挙げられる。

このほかに慢性消耗性疾患や代謝異常、さらに脳内モノアミンの作用を障害するような薬剤の投与などが挙げられている。これらの主なものは**表17**に示した[65]。

7 射精障害を引き起こす要因

射精は精液を急速に体外に射出する現象で精液の後部尿道への排出（seminal emission）と後部尿道に排出された精液の外尿道口から射出（projectile ejaculation）、および射精時に精液が膀胱内へ逆流しないために内尿道口が閉鎖するという三つの現象からなっている。通常は陰茎からの刺激が神経の求心路を伝わって脊髄にある射精中枢に伝えられ、ここから刺激は神経の遠心路を伝わって射精を引き起こす精管、前立腺、尿道周囲や会陰筋（外括約筋、球海綿体筋、坐骨海綿体筋）などにこの神経シグナルが伝えられて、これらが律動的に収縮し、精液は尿道を通って体外へ射出される。このように射精は反射現象であるが、この脊髄反射はさらに上位の中枢によって促進的あるいは抑制的に調節されている（**図20**）。また精液が射出される瞬間には快感（orgasm）も伴う。これは後部尿道の知覚神経が関与しているといわれている。そして通常は陰茎勃起に連続してオーガズムを伴う射精がみられるが、神経や精路に器質的変化がなくても神経の支配から考えて勃起が不十分、あるいは全くないまま射精がみられたり、勃起は十分するのに、いつまでたっても射精がみられなかったりすることもある。これは勃起と射精は別々の神経系のコントロールによって起こっているので不思議ではなく、実際にそのようなことは起こる。

このほか射精は内分泌支配も受けているので、神経系疾患や手術を含めた外傷や薬物だけでなく神経に影響を及ぼすさまざまな要因や内分泌疾患でも射精障害が起こる。

射精には射精も orgasm も欠如するもの、orgasm はあるが射精がみられないもの（dry ejaculation）、射精、orgasm はあるが射精までの時間に異常のあるもの、射精はあるが orgasm が欠如するものなどがある[90]（**表18**）。

さらに、これら射精障害には中枢・末梢神経系や内分泌系などに器質的な障害があるためにみられる器質性射精障害と、これらに器質的な障害がみられない機能性射精障害に区

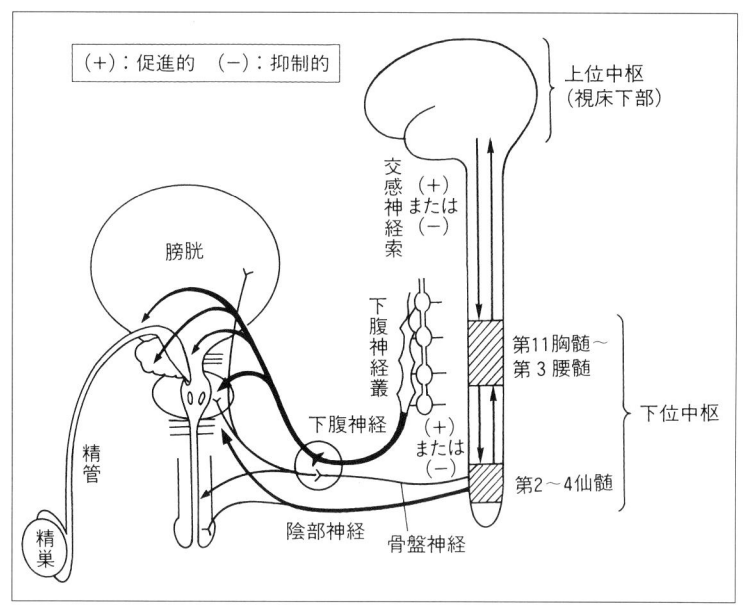

図 20. 射精に関与する神経系

表 18. 射精障害の分類

分　類
A……ejaculation, orgasm ともにないもの
B……orgasm はあるが、ejaculation のないもの
C……ejaculation, orgasm ともにあるが、射精に達する時間に異常のあるもの
D……ejaculation は正常にあるが orgasm のないもの

(文献 90 より引用)

別されている。

　高位射精中枢の障害の場合は射精も orgasm も欠如することが多い。従来このタイプの障害は心因性のものが多いとされていたが、脳の器質的な障害(射精に関与する脳の神経を傷害するような脳出血、脳梗塞や脳神経そのものの病気など)や薬物(射精を抑制するような薬物)による射精機能の抑制などによって起こることが知られるようになった。

　また射精している感覚があり、orgasm もあるにもかかわらず実際には射精はみられないタイプがあり、これは dry ejaculation といわれ、その多くは射精時精液が膀胱内に逆流してしまう逆行性射精である。これは射精時内尿道口の閉鎖が不十分なために後部尿道に排出された精液が抵抗の少ない膀胱方向に流れて、膀胱内に射出され、外尿道口よりは射出されないための現象である。このタイプでは妊娠可能な年齢では不妊の原因になる。内尿道口の閉鎖不全を起こす原因として多いのは前立腺肥大症に対する経尿道的前立腺切除術や膀胱頸部硬化症に対する膀胱頸部切除術などがある。また内尿道口の閉鎖に関する自律神経系(交感神経系)の障害、例えば胸腰部交感神経節切除術、骨盤内臓器手術(直腸や前立腺癌の根治手術など)、糖尿病性神経障害、脊髄損傷などで起こる。

射精もorgasmもあるのに射精のタイミングの障害として早漏や遅漏がある。これは高位の射精中枢の問題と考えられており、最近はセロトニンによる射精調節機構の障害によるものであることが明らかにされてきている。

　最後に、射精はみられるがorgasmが欠如していることも稀ながらみられる。orgasmは後部尿道を麻酔すると消失することから後部尿道の知覚と密接な関係があると考えられている。その原因として後部尿道の炎症が知られているが原因がうまく説明できないこともある。

■文献

1) 出村　博：ストレス反応(伊藤真次, 熊谷　朗, 出村　博編). 情動とホルモン, p15-41, 中山書店, 東京, 1997.
2) 出村　博：ストレス機構の分子生物学的解明. 第68回日本内分泌学会総会会長講演. 日内泌誌 72；1-26, 1996.
3) 石川弘義, 斎藤茂男, 我妻　洋：日本人の性. 文芸春秋, 東京, 1984.
4) Brod C：Technostress. Addison-Wesley Publishing Co., MA, 1984.
5) 筒井末春：総論(筒井末春, 平山正実編). ライフスタイルから見た心とからだの健康, p2-32, 技術出版, 東京, 1987.
6) 永尾光一：ストレスと勃起. Impotence 10；281-286, 1995.
7) 田能村裕麒：都性研「1999年, 児童, 生徒の性意識・性行動調査」報告；児童, 生徒の性意識・性行動-現代をどうみるか. 現代性教育研究月報 17(11)；1-9, 1999.
8) 直井道子：定年とストレス(佐藤昭夫, 朝永正徳　編). ストレスの仕組みと積極的対応, p222-227, 藤田企画出版, 弘前, 1991.
9) 河合千恵子：配偶者の死とストレス(佐藤昭夫, 朝永正徳編). ストレスの仕組みと積極的対応, p244-247, 藤田企画出版, 弘前, 1991.
10) 坂田周一, ほか：高齢者における社会的支援のストレス・バックアップ効果. 社会老年学 31；80, 1980.
11) 島崎継雄：青少年の性行動　第4回調査結果4. 現代性教育研究月報 12(12)；12-15, 1994.
12) 大木桃子：意識調査からみた性教育の今後の展望. 現代性教育研究月報 12(2)；1-5, 1994.
13) Reinisch JM：最新キンゼイ・リポート. 小学館, 東京, 1991.
14) 現代日本人の意識構造(第4版)(NHK放送文化研究所編), NHK放送出版協会, 東京, 1999.
15) 大工原秀子：性抜きに老後は語れない. ミネルヴァ書房, 東京, 1991.
16) 岩坪暎二, ほか：EDと脊髄損傷者の性機能. 臨牀と研究 76；853-856, 1999.
17) 岩坪暎二, 原岡正志：障害者のインポテンスと性的問題. Impotence 5；29-37, 1990.
18) 小谷俊一, ほか：男子脊髄損傷者の性機能(アンケートによる実態調査). 日災害会誌 38；268-274, 1990.
19) 石堂哲郎：脊髄損傷と性機能障害. 臨床成人病 29；791-797, 1999.
20) Derry F, et al：Sildenafil(Viagra)：A double-blind, placebo-controlled, single-dose, two-way crossover study in men with erectile dysfunction caused traumatic spinal cord injury. J Urol 157(suppl)；181, 1997.
21) 岩坪暎二, ほか：脊髄損傷者のための性と出産のガイドブック〔労災年金福祉協会編〕. 三輪書店, 東京, 1996.
22) 安ամ正幸, ほか：直腸癌術後の性機能障害および排尿障害. 手術 28；571-579, 1974.
23) 高橋孝, ほか：下腹神経, 骨盤神経の損傷と骨盤内諸臓器の機能障害. 日外会誌 83；1029-1033, 1982.
24) 北条慶一：直腸癌根治手術と術後排尿ならびに性機能障害. 医学のあゆみ 119；716-723, 1981.
25) 加藤知行, 平井　孝：骨盤内臓器の手術に伴う性機能障害. 臨床成人病 29；785-790, 1999.
26) 森田隆幸, 朝倉靖夫：EDと骨盤外科手術；直腸. 臨牀と研究 76；862-886, 1999.
27) Walsh PC：Radical retropubic prostatectomy(ed by Walsh, PC et al). Campbell's Urology, 6 th ed, Vol 3, Chapt 78, p2865-2886, WB Saunders Co, Philadelphia, 1992.

28) Litwin MS, et al：Quality-of-life outcomes in men treated localized prostate cancer. JAMA 273；129-135, 1995.
29) Talcott JA, et al：Patient-reported impotence and incontinence after nerve-sparing radical prostatectomy. J Natl Cancer Inst 89；1117-1123, 1997.
30) 荒井陽一：EDと骨盤外科手術；前立腺と膀胱．臨牀と研究 76；857-861，1999．
31) Fowler FJ, et al：Effect of radical prostatectomy for prostate cancer on patient quality of life： Results from a medicare survey. Urology 45；1007-1015, 1994.
32) Lim AJ, et al：Quality of life：Radical prostatectomy versus radiation therapy for prostate cancer. J Urol 154；1420-1425, 1995.
33) 荒井陽一，ほか：神経温存膀胱全摘術および前立腺全摘術における術後勃起能の評価；陰茎硬度周径連続測定装置 RigiScan による検討．Impotence 8；251-255，1993．
34) Montorsi F, et al：Recovery of spontaneous erectile function after nerve-sparing radical prostatectomy with and without early intracavernous injections of Alprostadil：results of prospective randomized trial. J Urol 158；1408-1410, 1997.
35) Zippe CD, et al：Treatment of erectile dysfunction after radical prostatectomy with sildenafil citrate(Viagra). Urology 52；963-966, 1998.
36) 松岡健平：糖尿病におけるインポテンツとその対策．Sexual Medicine 5；14-20，1978．
37) 高橋良当，大川真一郎：EDと糖尿病．臨牀と研究 76；848-852，1999．
38) 高波真佐治，白井將文：糖尿病患者の勃起機能障害の病態と治療．医学のあゆみ 188；602-605，1999．
39) 上田容生，横野浩一：糖尿病と性機能障害．臨床成人病 29；763-768，1999．
40) Saenz de, Tejada I, et al：Impaired and endothelium-dependent relaxation of penile smooth muscle from diabetic men with impotence. New Eng J Med 320；1025-1030, 1989.
41) Jevtich MJ, et al：Vascular factor in erectile failure among diabetics. Urology 19；163-168, 1982.
42) 高波真佐治，白井將文：勃起障害の診断と治療（春日雅人編）．分子糖尿病学の進歩，p166-172，金原出版，東京，1999．
43) Levy NB：Sexual adjustment of maintemance hemodialysis and renal transplantation. Transcrp Soc Artf Intern Organs 19；138-143, 1973.
44) Menchini-Fabris GF, et al：Diagnosis and treatment of sexual dysfunction in patients affected by chronic renal failure on hemodialysis. Contrib Nephrol Basel Karger 77；24-33, 1990.
45) 塚本泰司，鈴木伸和：慢性腎不全と性機能障害．臨床成人病 29；775-778，1999．
46) 鈴木伸和，ほか：男性透析患者の性機能の研究；勃起障害の原因分析．日泌尿会誌 86；1098-1107，1995．
47) Bommer J：Improved sexual function in male haemodialysis patients on bromocriptine. Lancet II；496-497, 1979.
48) Rodger RS, et al：Zinc deficiency and hyperprolactinaemia are not reversible causes of sexual dysfunction in uremia. Nephrol Dial Transplant 4；888-892, 1989.
49) Kaufman JM, et al：Impotence and chronic renal failure：A study of the hemodynamic pathophysiology. J Urol 151；612-618, 1994.
50) Nogues MA, et al：Cardiovascular reflex and pudendal evoked responses in chronic hemodialysis patients. Funct Neurol 6：359-365, 1991.
51) Vaziri ND, et al：Down regulation of nitric oxide synthase in chronic renal insufficiency：role of excess PTH. Am J Physiol 274；F 642-F 649, 1998.
52) Vallance P, et al：Accumulation of an endogenous inhibitor of nitric oxide synthesis in chronic renal failure. Lancet 339；572-575, 1992.
53) Paul HR, et al：Initial experience with sildenafil for erectile dysfunction in maintenance hemodialysis(MD)patients. J Am Soc Nephrol 9；222 A, 1998.
54) Jacques JA, et al：Quality-of-life issues in hemodialysis：Case studies on the use of sildenafil for erectile dysfunction. Dialysis and Transplantation 28；518-524, 1999.
55) Schaefer RM, et al：Improved sexual function in hemodialysis patients on recombinant erythropoietin：A possible role for prolactin. Clin Nephrol 31；1-5, 1989.
56) 桑原守正，ほか：男子透析患者の勃起障害に対するエリスロポエチン(rHuEPO)投与の有

効性並びに下垂体性腺機能に及ぼす影響について．日泌尿会誌 86；912-918，1995．
57) 田村雅人：ED と血液透析．臨牀と研究 76；867-869，1999．
58) 岩本晃明：内分泌療法（三浦一陽，石井延久編）．性機能障害，p 126-132，南山堂，東京，1998．
59) 近藤宣幸，ほか：内分泌異常と性機能障害．臨床成人病 29；779-783，1999．
60) Baba K, et al：Effect of testosterone on nitric oxide synthase-containing nerve fibers and intracavernous pressure in rat corpus cavernosum. Int J Impotence Res 6(Suppl 1)；D 6, 1994.
61) Brock GB, et al：Nitric oxide synthase is testosterone dependent. Int J Impotence Res 6(Suppl 1)；D 42, 1994.
62) Spark RF：Impotence is not always psychogenic：Newer insights into hypothalamic-pituitary-ganadal dysfunction. JAMA 243；750-755, 1980.
63) 白井將文：男性の性行動とホルモン（伊藤真次，ほか）．情動とホルモン，p 269-278，中山書店，東京，1997．
64) 岩本晃明：ED と内分泌障害．臨牀と研究 76；875-878，1999．
65) 髙波真佐治：性欲低下．臨床成人病 29；752-756，1999．
66) 三浦一陽：ED と薬剤．臨牀と研究 76；870-874，1999．
67) 古川勝雄，内山利満：性機能に影響を及ぼす薬物とその薬理作用．臨床成人病 29；769-774，1999．
68) 今川章夫：薬剤性インポテンス．ホと臨 38（増刊）；183-195，1990．
69) Rocco A, et al：Impotence and dopamine receptor binding. Neuroendocrinol Lett 8；309-314, 1986.
70) Wein AJ, Van Arsdalen KN：Drug-induced male sexual dysfunction. Urol Clin North A 15；20-31, 1988.
71) 三浦一陽：薬物による性機能障害（三浦一陽，石井延久編）．性機能障害，p 266-273，南山堂，東京，1998．
72) 長田尚夫，ほか：新婚インポテンスにおける個人的背景因子に関する検討．日不妊会誌 30；475-480，1985．
73) 滝本至得：新婚カップルと ED．臨牀と研究 76；922-925，1999．
74) 沈　　明：新婚インポテンスに関する研究．Impotence 8；1-11，1993．
75) 白井將文：男性のリプロ・ヘルス．産婦人科治療 77；622-627，1998．
76) 長田尚夫，矢島通孝：勃起障害に対する一般医にもできる心理療法．臨床成人病 29；721-726，1999．
77) 川西泰夫，ほか：男子性機能障害に関する臨床的研究．西日泌尿 51；789-792，1989．
78) 佐和田浩二，ほか：新婚インポテンス．臨床成人病 29；798-803，1999．
79) 熊本悦明，ほか：加齢とインポテンス（白井將文編）．泌尿器科 Mook 3，インポテンス診療の実際，p 170-185，金原出版，東京，1992．
80) Shirai M, et al：A stochastic survey of impotence population in Japan. Impotence 2；67-93, 1987.
81) Marui E, et al：Cross-national epidemiologic study of erectile dysfunction. Medical Tribune, p 12, 1998, 11, 5.
82) 白井將文：わが国の ED 患者の動向．モダンフィジシャン 19；1081-1083，1999．
83) Chung WS, et al：The impact of aging on penile hemodynamics in normal responders to pharmacological injection：a Doppler sonographic study. J Urol 157；2129-2131, 1997.
84) Haas CA, et al：Erectile dysfunction in aging：upregulation of endothelial nitric oxide synthase. Urology 51；516-522, 1998.
85) 香川　征，奈路田拓史：加齢と性機能障害．臨床成人病 29；757-762，1999．
86) Dahiya R, et al：mRNA and protein expression of nitric oxide synthase and adrenoceptor alpha 1 in young and old rat penile tissues. Br J Urol 80；300-306, 1997.
87) Carrier S, et al：Age decreases nitric oxide synthase-containing nerve fibers in the rat penis. J Urol 157；1088-1092, 1997.
88) Garban H, et al：Restoration of normal adult penile erectile response in aged rats by long-term treatment with androgens. Biol Reprod 53；1365-1372, 1995.
89) 大島　清：情動と性欲．Clin Neurosci 13(9)；50-52，1995．
90) 木村行雄，ほか：射精の研究（第 7 報）射精障害例の検討．日泌尿会誌 65；218-228，1974．

CHAPTER 4

性機能障害を理解するための勃起・射精のメカニズム

　性機能障害を正しく理解するためには、まず勃起や射精のメカニズムを正しく理解する必要がある。

　最近、勃起や射精の末梢でのメカニズムの解明が進んできているのに比較して中枢での解明が遅れており、なお不明な点も多く残っている。

1 勃起に対する脳、末梢神経およびホルモンの役割

1) 脳の役割

　視覚・聴覚・触覚・嗅覚・空想などの性的刺激は感覚野などから前頭葉を経て視床下部に入る。また大脳辺縁系の扁桃核からの神経も視床下部に入っており、人においては勃起やそれに随伴する性行動の大部分は辺縁系と視床下部により調節されているが、新皮質も性行動に関与している。これら性的刺激は視床下部から中脳、延髄を経て脊髄の勃起あるいは射精中枢に伝えられる。

　人では両側のレンズ核係蹄を切断すると性欲の消失とEDがみられ、また脳の中隔部に電極を埋め込んで電気刺激を行うと壮快な気分となり勃起を認め、さらに側頭葉を切除するとしばしばEDが起こることが知られている。しかし、これらの障害は一過性のものであるといわれている。このように脳障害はさまざまな程度にEDの原因となっているが、大脳からのコントロールが陰茎を勃起させるのに絶対的に必要というわけではない。それは、完全な脊髄横断損傷患者にもなおも勃起がみられることから明らかである。

　一方、大脳が勃起反射を抑制することも、大脳障害により性機能の亢進が出現することから明らかであるが、特に人ではこの抑制系が発達しているのが特徴で、ほかの動物と違って人前では性行為ができないのである。しかし、まだこの抑制系は十分解明されていない。この抑制系を解明することは心因性EDの診療上極めて大切である。

　最近、分子生物学の進歩により、勃起現象を分子レベルで説明可能になってきている。まず脳内のドーパミン[1]やオキシトシン[2]は性行動に促進的に作用し、神経ペプチドK[3]やガラニン[4,5]などは抑制的に働くことは動物実験では既に知られていたが、人ではよくわかっていなかった。しかし最近になり、ようやく人でもモノアミンが性行動の発現に重要な役割を演じていることが明らかにされた。すなわち脳でドーパミンを増加させ、セロトニンを減少させるような薬物が勃起を促進させることが明らかになってきた[6,7]。実際にドーパミンの作用を促進させる目的でドーパミンレセプター作動薬である塩酸アポモルフィンがEDの治療薬として開発、使用されており、その使用量によって50～60％が性交

可能になったと報告されている[8]。

しかし、勃起に関与する中枢神経機構についてはまだまだ不明なことが多く、やっと最近本格的な研究が始まったばかりといえる。

2）末梢神経の役割

最近、勃起のメカニズム、特に血流動態からみた勃起のメカニズムの解明が進んできた[9]。

まず勃起に関与する血管系について述べてみると、陰茎は尿道海綿体と一対の陰茎海綿体からなっている（図21）。尿道海綿体はその中央を尿道が貫いており、その先が膨らんで亀頭を形成している。尿道は尿の通り道であるばかりでなく、性行為の際には精液の通り道にもなる。勃起の際には陰茎海綿体内圧は収縮期血圧に近い高い圧になり、挿入に必要な硬さを発現するわけである。一方、尿道海綿体と亀頭は低圧のままで、精液が尿道内を抵抗なく射出されるようになっているだけでなく、亀頭は硬くならないので性交時、女性の性器を保護するクッションの役割も果たしているのである。

陰茎への血液は、内腸骨動脈の枝である内陰部動脈から始まり、陰茎に入る直前に陰茎背動脈、陰茎深動脈、球動脈、尿道動脈に分かれ供給される。勃起発現に重要な血液の供給を司るのは左右1本ずつある陰茎深動脈（海綿体動脈とも呼ぶ）である（図22）。

陰茎深動脈は陰茎の根元から陰茎海綿体内に入り、陰茎海綿体洞に血液を供給するためのらせん動脈を出しながら先端の方へ向かって縦走する。

陰茎深動脈よりに分岐したらせん動脈が陰茎海綿体洞に開口する直前に平滑筋よりなる弁構造（Polsterとかpadと呼んでいる）があり（図23）、このらせん動脈を介した循環系には2つのルートがあり[10]（図24）、その一つが海綿体洞に直接開口するルートである。この弁の開閉により勃起が起こったり、勃起が消退したりするという説と、この弁構造は勃起が完成したときに海綿体内圧が血圧を超えることがあり、血液が海綿体内より動脈側に逆流するのを防止する働きをしているという説があるが、おそらく両者の働きを持っている

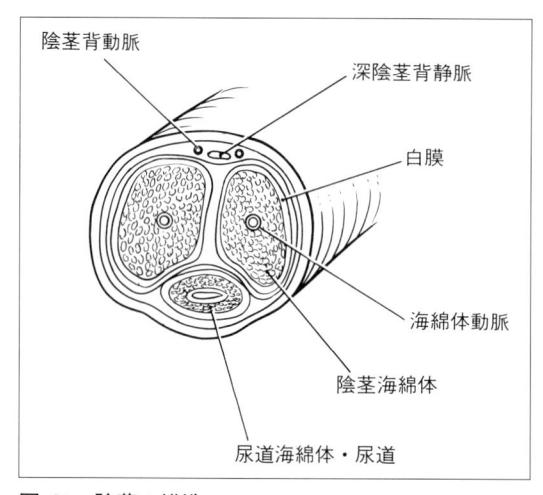

図 21. 陰茎の構造

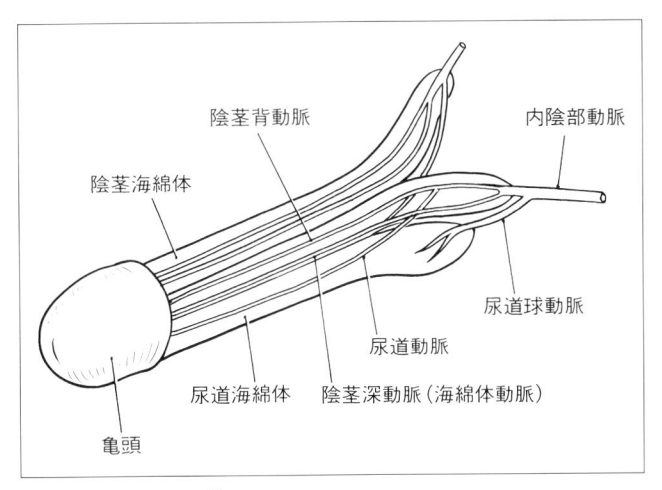

図 22. 陰茎支配血管

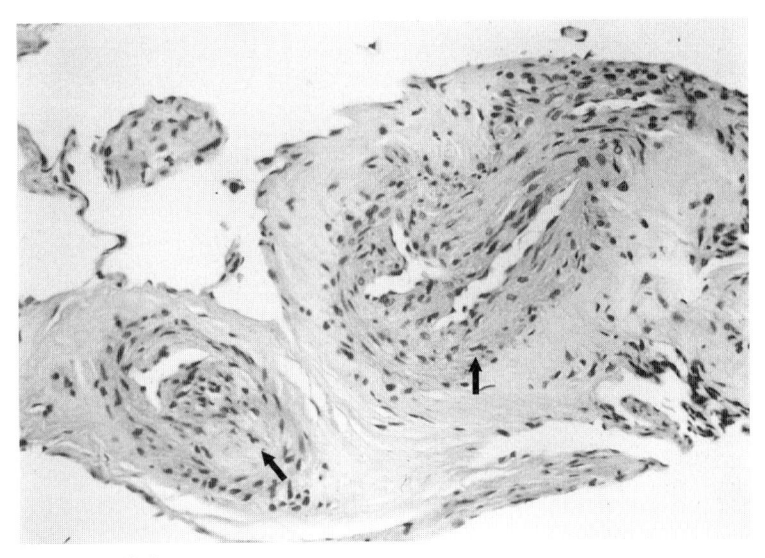

図 23. ら線動脈
陰茎海綿体洞に開口する直前に平滑筋よりなる弁構造(矢印)(pad あるいは Polster と呼ばれている)がある。

ものと思われる。
　さて、らせん動脈とか陰茎海綿体洞壁(海綿体小柱)には従来からアセチルコリン陽性神経線維や、1970年代より注目されるようになった非アドレナリン非コリン作動神経線維が多数分布している。中でも血管作動性小腸ペプチド(VIP)がこれら血管壁や海綿体小柱に密に分布し[11)12)](図25)、しかも VIP を海綿体内に投与すると勃起がみられることから重要な神経伝達物質と考えられていた[13)]。しかし、最近神経伝達物質である一酸化窒素(NO)を合成する NO 合成神経線維もこれら血管周囲や海綿体小柱の同じ部位に密に分布しており(図26)、一時この NO が唯一の神経伝達物質と考えられていたが[14)−16)]、現在ではともに

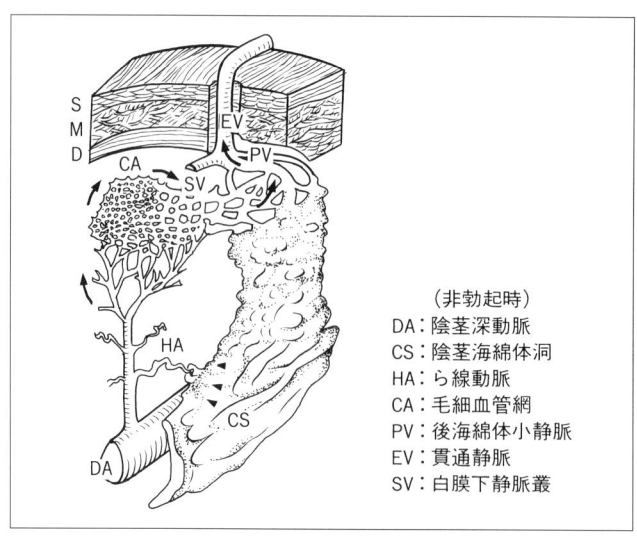

図 24. ヒト陰茎海綿体の血管構築
陰茎海綿体内には二つの循環経路がある。
（文献 10 より引用）

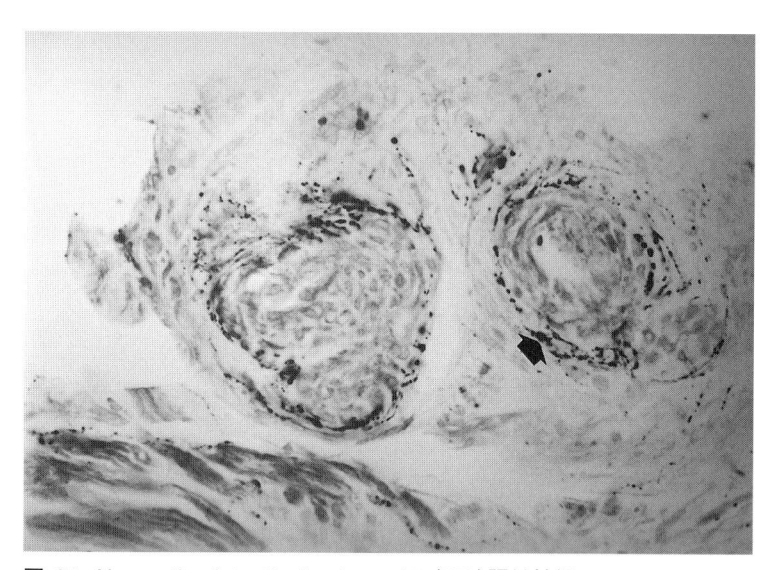

図 25. Vasoactive intestinal polypeptide (VIP) 陽性神経
ら線動脈の周囲にVIP陽性神経が多数認められる（矢印）。

重要な神経伝達物質の一つと考えられている。これら神経がらせん動脈や海綿体小柱の平滑筋を弛緩させ、血液が陰茎海綿体洞に一気に流入して勃起が起こると考えられる。

一方、陰茎海綿体洞を出た流出静脈（後海綿体小静脈）は白膜の下をしばらく走った後、何本か合流して貫通静脈となって白膜を垂直あるいは斜めに貫通して陰茎背静脈に合流する[17]（図27）。もう一つのらせん動脈のルートは、海綿体洞に入らず、そのまま白膜に向かい毛細血管網になり、白膜下で白膜下静脈叢を形成し白膜を貫く貫通静脈と合流し流出する（図24）。この血管構築から海綿体洞が血液で充満し膨張すると流出静脈は白膜との間に

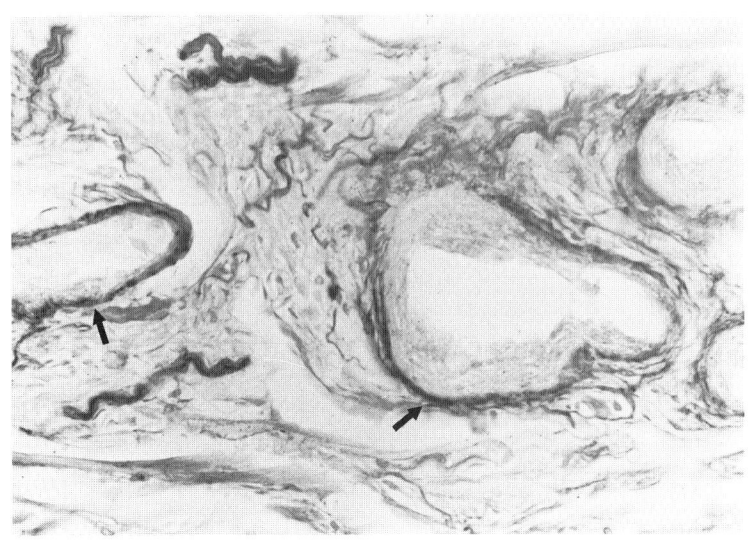

図 26. NO 合成酵素(NOS)陽性神経
ヒトら線動脈の周囲に NOS 陽性神経線維が多数認められる(矢印)。

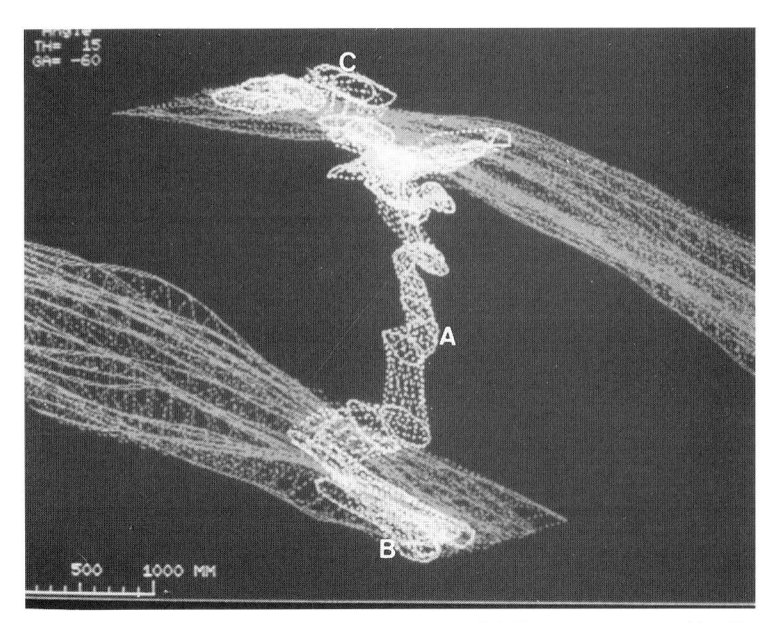

図 27. コンピュータグラフィックスによる陰茎海綿体洞からの流出静脈像
海綿体洞より出た後海綿体小静脈(B)はしばらく白膜の直下を平行に走りその後垂直あるいは斜めに白膜を貫いて(貫通静脈：A)陰茎背静脈(C)に合流する。
(文献 17 より引用)

圧迫されて陰茎外への血液の流出が阻止されて勃起が維持される仕組みになっている(図28)。

　次に勃起が消失するメカニズムはらせん動脈や海綿体小柱内に従来からのアドレナリン陽性神経線維も密に分布しており、また神経ペプチド Y(NPY)[18]も密に分布している。エ

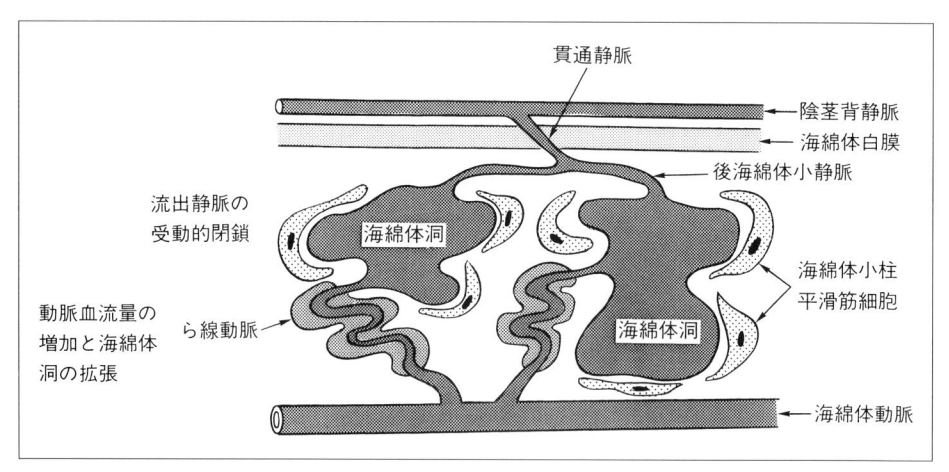

図 28. 血管構築からみた勃起のメカニズム

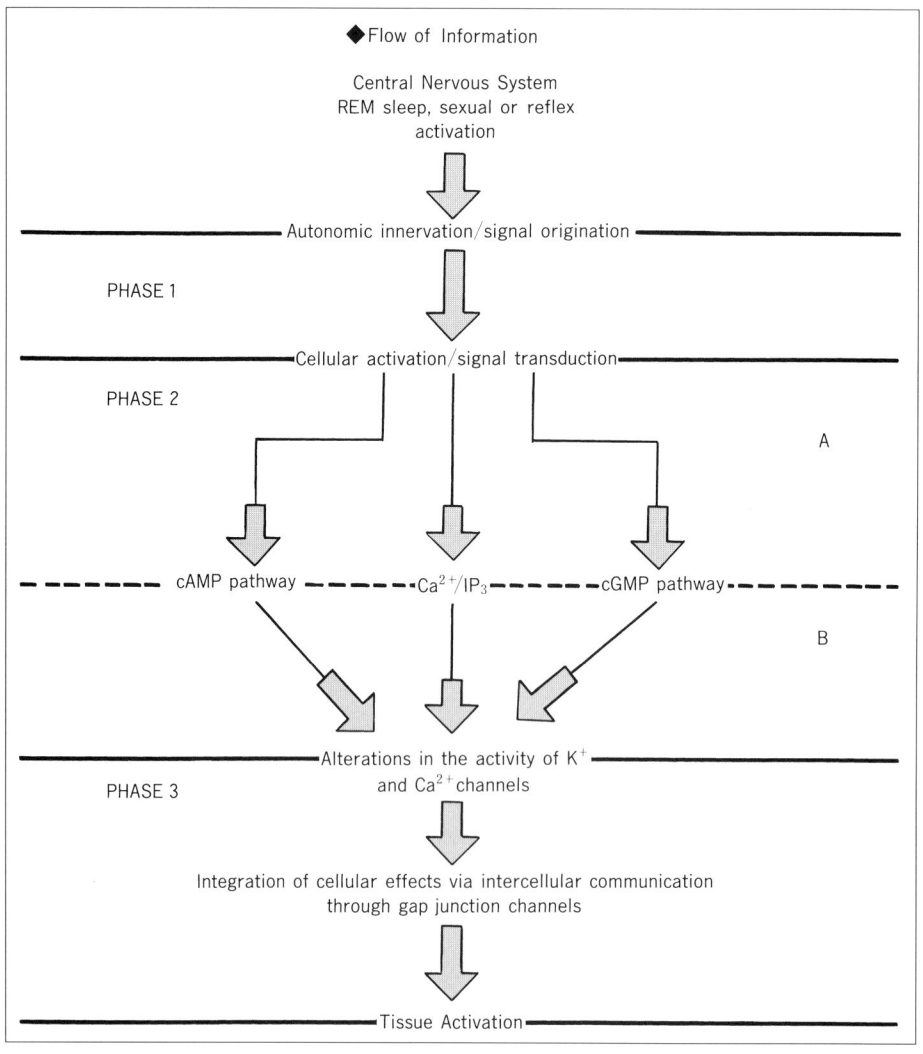

図 29. 勃起発現の流れ
（文献 20 より引用）

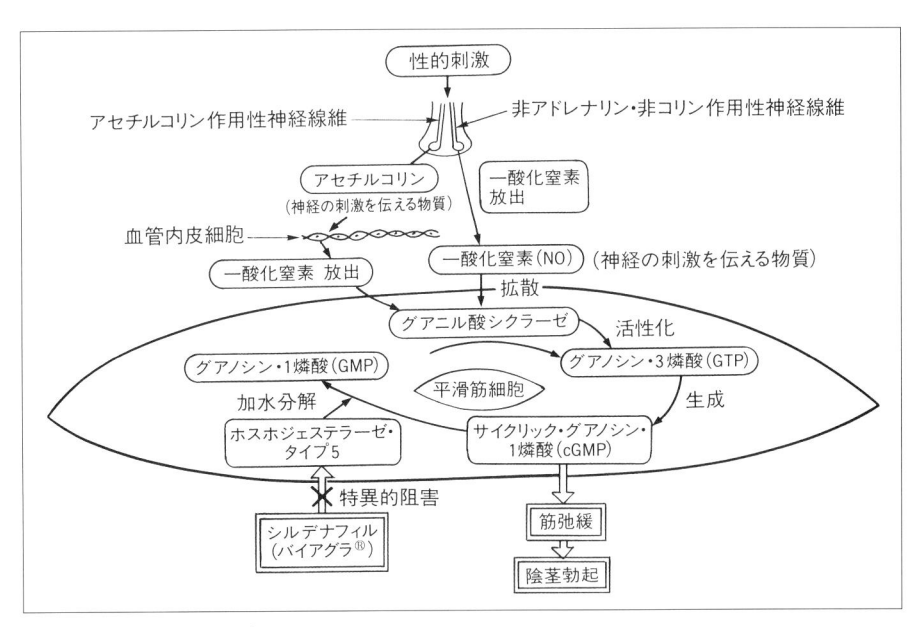

図 30. 勃起のメカニズム

　ンドセリン[19]も海綿体内皮細胞より分泌され、これらペプチドは平滑筋を収縮させる作用があり、海綿体洞への流入血液量を減少させ、さらに海綿体小柱も収縮して海綿体洞より血液の流出を促進し、勃起を速やかに終わらせると考えられている。
　そして、非勃起状態では海綿体小柱の平滑筋は収縮した状態を保ち血液が入らないようにしているが、これは主としてエンドセリンの働きによると考えられている。
　以上、述べてきたように勃起は陰茎海綿体洞に流入するらせん動脈や海綿体小柱の平滑筋が自律神経の作用により弛緩することにより起こり、収縮することにより勃起が消失することが明らかになったが、陰茎内でのより詳細なメカニズムもわかってきた[20]-[23]（図29）。すなわち副交感神経の終末より放出されるアセチルコリンは海綿体洞や血管内面を覆っている内皮細胞に作用してNO合成酵素（eNOS）によりL-アルギニンを基質として合成されたNOを放出するとともに交感神経に抑制的に作用し、また非アドレナリン非コリン（NANC）作動神経にも作用してその末端よりNO合成酵素（nNOS）によりL-アルギニンを基質としてNOの合成を促進しNOを放出させる。これらNOが海綿体細胞内に浸透し細胞内の可溶性グアニル酸シクラーゼを活性化させ、この酵素はグアノシン3リン酸（GTP）からセカンドメッセンジャーであるサイクリックグアノシン1リン酸（サイクリックGMP：cGMP）を生成する反応を促進する（図30）。増加したcGMPは細胞外からカルシウムイオン（Ca^{2+}）流入を抑制し、細胞内貯蔵部位に取り込ませ細胞内のカルシウムイオンのレベルを低下させ収縮蛋白を変化させて、海綿体平滑筋は弛緩するわけである。
　また、もう一つの神経伝達物質であるVIPは陰茎海綿体平滑筋のVIP受容体を刺激しGTP結合蛋白Gsを介し、アデニル酸シクラーゼを活性化しサイクリックアデノシン1リン酸（サイクリックAMP：cAMP）を増加させる。増加したcAMPは筋小胞体へのカルシウムイオンの取り込み、あるいは細胞外へのカルシウムイオン流出を促進し、細胞内遊離

カルシウムイオン量を減少させ平滑筋細胞を弛緩させる。このように、増加したcGMPやcAMPは陰茎海綿体や動脈の平滑筋を弛緩させ血液が海綿体洞に流入して勃起が起こるわけである。しかしVIPはNOほど重要ではないと考えられている。いずれにせよcGMPやcAMPはホスホジエステラーゼ(PDE)という酵素により加水分解され活性を失う。PDEには1-9のアイソザイムが知られており、人陰茎海綿体にはPDE-5が豊富に存在し、cGMPの分解に強く関与している。このPDE-5を選択的に阻害するのがクエン酸シルデナフィル(バイアグラ®)というわけである。したがってバイアグラを投与するとPDE-5が阻害され、作られたcGMPが加水分解されずcGMPが増加して勃起が促進されるわけである[24)25)]。

一方、陰茎の勃起状態が終了する際には交感神経終末より放出されるノルアドレナリンが α_1 受容体を刺激しイノシトールリン酸脂質の代謝回転亢進の結果、生産されたイノシトール3リン酸による細胞内カルシウムイオンの上昇を起こし、海綿体平滑筋は収縮する。また神経ペプチドYはペプチドの中では血管平滑筋を収縮させるものの代表であり、ノルアドレナリンと共存し、勃起消退の際にノルアドレナリンとNPYが協調して作用すると考えられている。このほか海綿体内皮も平滑筋を収縮させる内皮由来収縮因子(エンドセリンなど)を放出し平滑筋の収縮に関与する。動脈および海綿体内の平滑筋が収縮すると流入血液量は減少し圧迫されていた静脈系も解放され流出静脈血液量が増加し陰茎は元の状態に戻る。

3) 内分泌の役割

脳ではドーパミン作動神経が性行動に対し促進的に作用し、セロトニン作動神経は抑制的に作用し、またオピオイド作動神経はドーパミン作動神経を抑制することがわかっている。このように脳ではモノアミンが性行動に重要な働きをしているが、このモノアミンの作用を発揮させるのに男性ホルモンの存在が極めて重要であり、視床下部視索前野へ男性ホルモンを注入すると性行動が促進されることからこれらの部位に男性ホルモンの受容体が存在することは明らかである(図31)。また男性ホルモンの受容体がこれら大脳辺縁系や視床下部のニューロンの中だけでなく、仙髄副交感神経核内にも認められており、ホルモンがこれら勃起のセンターをコントロールしていることが考えられる。また、末梢では前述のように平滑筋を弛緩させる神経伝達物質のうちNOが最も重要であるが、このNOの合成に男性ホルモン(テストステロン)が直接関与していることが最近明らかにされた[26)27)]。

最近、微量なホルモンの測定が可能になるにしたがって、テストステロンの低下に伴うED症例が実際に報告されるようになっている[28)29)]。そこでわれわれもEDを訴えて来院した症例のうち、テストステロンの低い症例にテストステロンを補充したところ性交時の勃起が改善しテストステロン補充療法で効果がみられることから、テストステロンが勃起と密接に関係があることは明らかである[30)]。

また、高プロラクチン血症の際に性欲の低下や勃起機能の低下がくることはよく知られており、高プロラクチン血症の90%以上にEDがみられるともいわれている。しかし、乳汁を分泌しない男性にとってこのプロラクチンがどのような生理作用をしているのか、ま

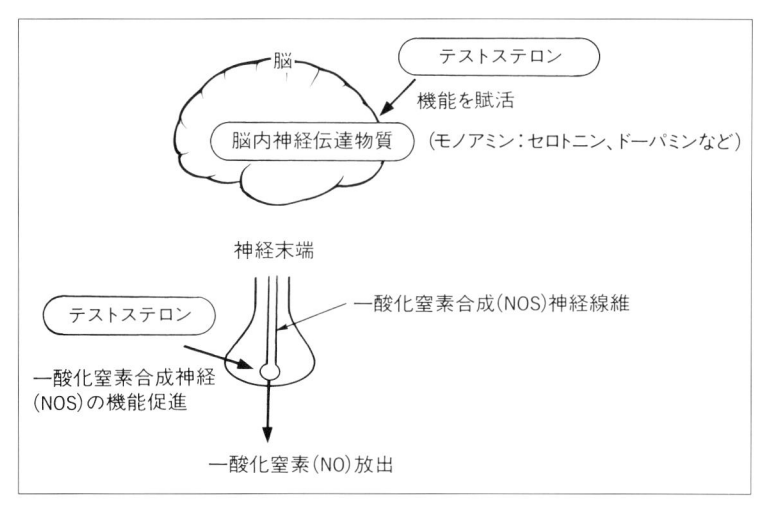

図 31. テストステロンの脳内および神経末端での作用機序

た高プロラクチン血症の際にどうして性機能障害がくるのか本当のところまだよくわかっていない。

プロラクチンの分泌は視床下部から遊離されたドーパミンにより抑制を受け、そのドーパミンの分泌はβ-エンドルフィンによって抑制されている。また、プロラクチンの分泌はVIPによって促進され、このVIPの分泌はセロトニンによって促進されていることが知られている[31]。

したがって高プロラクチン血症はプロラクチン産生腫瘍だけでなくプロラクチン分泌抑制因子であるドーパミンを減少させるような薬剤の投与によっても起こり、性欲低下やEDに陥る。

プロラクチンは視床下部からの性腺刺激ホルモン分泌ホルモン(GnRH)の分泌を抑制し、脳下垂体からの性腺刺激ホルモンの分泌を抑制したり、直接下垂体に作用したりして性腺刺激ホルモンの分泌を低下させ、精巣でのテストステロンの分泌を低下させたり、またプロラクチンが精巣でのテストステロンを分泌するLeydig細胞の細胞膜のLH受容体レベルで抑制的に作用してテストステロンの産成を阻害するためと説明されている。

❷ 射精に対する自律神経とホルモンの役割

射精は精子を含んだ精液を急速に体外に射出する現象であり性交時に射精がなければ授精は不可能であることから、極めて重要な性機能ということができる。

射精は一般に陰茎の刺激により生じた求心性の神経シグナルが脊髄の射精中枢に伝わり、ここから遠心性の神経シグナルが精路(精巣内の精子を造る精細管より始まり尿道の先まで精液の通る道)に伝達され射精が起こる。この射精は反射現象であり、通常は勃起を伴ってみられるが、本来勃起現象とは独立した作用機序によって引き起こされるので、勃起があっても必ずしも射精がみられないことも、また逆に勃起がみられないのに射精のみ

られることもある。そしてこの脊髄反射はさらに上位の中枢により促進的あるいは抑制的に調節されている（図20）。この中枢神経系から精路に至る経路が器質的もしくは機能的に障害されることにより、さまざまな射精障害がみられる。

1）射精現象

　一般に射精過程は2段階に分けられている。すなわち第一段階は前立腺からまず前立腺液が分泌され、続いて精阜にある左右の射精口から精子を含んだ精管内容液と精嚢液が尿道に排出される（これを seminal emission ということは先に述べた）。この間、内尿道口は閉鎖して、これらの精液が膀胱へ逆流するのを防ぐ働きをする。

　第二段階は尿道外括約筋の弛緩から始まり、そして後部尿道に排出された精液が外括約筋、球海綿体筋、坐骨海綿体筋などの律動的収縮により球部、振子部尿道を経て体外へと射出（projectile ejaculation）されるまでをいう。このように射精現象は seminal emission、内尿道口の閉鎖および尿道から体外への射出という3要素から成り立っている。

　人の射精時に直腸内から超音波像をみてみると、後部尿道に精液が分泌される前から膀胱の出口の収縮像が観察されて（内尿道口閉鎖）、この閉鎖は射精後1～2分以内に安静時の状態に戻ることがわかっている[32]。この射精時の内尿道口が閉鎖していることは、射精直後に排尿しようと思ってもすぐ排尿できないことから実感できる。

　そしてよく問題になるのは作られた精子が射精までどこに蓄えられているかであるが、古くは精嚢という説もあったが、今では精巣上体（副睾丸）尾部であるとされている。精子の移動をみると、精巣で作られた精子はまだ動いていないので精巣上体管を取り巻く平滑筋細胞の収縮などにより、何日もかかってゆっくりと精巣上体尾部に運ばれ、この付近に蓄えられている[33]。

　人の精巣上体頭部や体部の筋層は極めて薄く、神経支配も乏しいが、尾部では内腔が広くなり筋層も厚く、交感神経の分布も密になっている。使用されない精子はここで再吸収され常に新しい精子が射出される仕組みになっている。

　射精の指令が精巣上体尾部および精管に伝わると、精巣上体尾部およびそれに続く精管の内圧が上昇して精子は急速に精管内を移動して精管膨大部に達し、射精口から射出される。

2）神経の役割

　[a] **脳の役割**　射精は反射現象であるが、さらに上位の中枢により抑制的あるいは促進的にコントロールされており、その中枢として視床下部、中でも内側視索前野が重要視されており[34]、この部を刺激することにより勃起や射精が起こることが報告されている。これには陰茎からの刺激なしに起こることから脳からの刺激だけで勃起や射精が誘発可能であることを示している。また、視床下部は射精に促進的にも抑制的にも作用していることが考えられる。

　また、勃起と同様ドーパミンは射精に促進的に働き、セロトニンは抑制的に働いていると考えられている。最近、セロトニンの作用を増強する薬物を使い、射精を遅延させて早漏を治療する方法も試みられている[35]。

b 末梢神経の役割 射精過程の第一段階の精巣の精細管を基点とする付属器官の収縮に伴う精液の後部尿道への排出(seminal emission)は下腹神経(自律神経)の働きによって起こる。またこの際の内尿道口閉鎖は下腹神経成分のうち下部腰髄に由来する神経線維によるとされており、この際骨盤神経も正常に保たれていることが必要である[36]。

射精の第二段階、すなわち体外への射出は主に陰部神経(体性神経)の働きによるとされており、この際下腹神経も正常である必要がある。また、射精時の快感(orgasm)は後部尿道の知覚と密接に関係しており、射精時に経直腸的に超音波像でみてみると精液が後部尿道に排出されたときにこの感覚が起こり、後部尿道を麻酔すると起こらなくなることから、このorgasmは後部尿道で感ずるようである。

さて、ここで射精の末梢神経での神経伝達物質や受容体についてみると、脊髄から交感神経(節前神経)を経由した神経シグナルが精路に分布する節後神経に伝わり、その末端から神経伝達物質(主としてノルアドレナリン)が放出され、これが平滑筋の受容体に結合し、カルシウムの細胞内の流入が起こり、筋が収縮してseminal emissionや内尿道口の閉鎖などが起こる[37]。

一方、交感神経末端および精路の平滑筋にはいくつもの種類の受容体(α、β、プリン、ムスカリン、セロトニン受容体など)が存在し、これらがノルアドレナリンの放出や平滑筋の収縮などに影響を与えている。このほか精路に分布する神経末端には、さまざまなペプチド(神経ペプチドY、血管作動小腸ペプチド、サブスタンスPなど)が含まれており、これらも射精に影響を与えると考えられている。

c 射精とホルモン 射精現象が起こるためには男性ホルモンにより男性性器が正常に発育し、かつ、これが維持されていなければならない。また男性ホルモンは脳に作用して性行動発現にも関与している。これは先に述べた通り男性ホルモンのうちテストステロンは脳や脊髄の勃起や射精機構に作用してその発現を可能にしている。

一方、射精の際に副腎髄質からカテコールアミン(アドレナリンやノルアドレナリン)が血液中に分泌され、射精はこれまでの神経性に加えて内分泌性にも調節されているといわれている。それは射精時みられる血圧上昇、頻脈、発汗などの著明な全身反応はこの内分泌系が関与して起こすためと考えられるからである[38]。

■文献

1) 佐藤嘉一：ラットにおける雄型の性行動調節機構．Impotence 8；91-97, 1993.
2) Melis MR, et al：Oxytocin-induced penile erection and yawning in male rats. Brain Res 398；259-265, 1986.
3) Kalra SP, et al：Neuropeptide K(NPK) suppresses corpulatory behavior in male rats. Physiol Behav 49；1297-1300, 1991.
4) Poggioli R, et al：Galanin inhibits sexual behavior in male rats. Eur J Pharmacol 213；87-90, 1992.
5) Benelii A, et al：Galanitide stimulates sexual behavior in male rats. Eur J Pharmacol 260；279-282, 1994.
6) O'Brien CP, et al：Mental effects of high-dosage levodopa. Arch Gen Psychiat 24；61-64, 1971.
7) Benkert O, et al：Effect of L-DOPA on sexually impotent patients. Psychopharmacologia (Berl) 23；91-95, 1972.
8) Padma-Nathan H, et al：Efficacy and safety of apomorphine sl vs placebo for male erectile dysfunction. J Urol 159；A 920, 1998.

9) 白井將文：勃起のメカニズム；血流動態からの検討．ヒューマンサイエンス 8；24-29, 1995.
10) 萬谷嘉明：解剖；血管構築（三浦一陽，石井延久編）．性機能障害, p8-16, 南山堂, 東京, 1998.
11) Polak JM, et al：VIPergic nerves in penis. Lancet ii；217-219, 1981.
12) Shirai M, et al：Content and distribution of vasoactive intestinal polypeptide(VIP) in cavernous tissue of human penis. Urology 35；360-363, 1990.
13) Ottesen B, et al：Penile erection：possible role for vasoactive intestinal polypeptide as a neurotransmitter. Br Med J 288；9-11, 1984.
14) Burnett AL, et al：Nitric oxide：A physiologic mediator of penile erection. Science 257；401-403, 1992.
15) Kim N, et al：A nitric oxide-like factor mediates nonadrenergic-noncholinergic relaxation of penile corpus cavernosum smooth muscle. J Clin Invest 88；112-118, 1991.
16) Rajfer J, et al：Nitric oxide as a mediator of relaxation of the corpus cavernosum in response to nonadrenergic noncholinergic neurotransmission. New Engl J Med 326；90-94, 1992.
17) 高波真佐治：ヒト陰茎の血管構築の研究；コンピューター画像処理によるヒト陰茎海綿体よりの血液流出機構の検討．日泌尿会誌 80；1302-1309, 1989.
18) Wespes E, et al：Study of neuropeptide Y-containing nerve fibers in the human penis. Cell Tissue Res 254；69-74, 1988.
19) Saenz de Tejada I, et al：Endothelin：Localization, synthesis, activity, and receptor types in human penile corpus cavernosum. Am J Physiol 261；H 1078-H 1085, 1991.
20) Christ GJ, et al：Integrative erectile biology：the role of signal trasduction and cell-to-cell communication in coordinating corporal smooth muscle tone and penile erection. Int J Impotence Res 9；69-84, 1997.
21) Adams MA, et al：Vascular control mechanisms in penile erection.：Phylogeny and the inevitability of multiple and overlapping systems. Int J Impotence Res 9；85-91, 1997.
22) 木元康介：勃起障害を理解するために必要な勃起のメカニズム．臨床成人病 29；675-690, 1999.
23) 木村和哲：勃起のメカニズム．臨牀と研究 76；836-840, 1999.
24) 古川勝雄，内山利満：バイアグラの薬理作用を理解するための勃起のメカニズム．モダンフィジシャン 19；1087-1091, 1999.
25) 表 雅之：シルデナフィル(バイアグラ®)の薬理作用．モダンフィジシャン 19；1092-1095, 1999.
26) Baba K, et al：Effect of testosterone on nitric oxide synthase-containing nerve fibers and intracaveronous pressure in rat corpus cavernosum. Int J Impotence Res 6(Suppl 1)；D 6, 1994.
27) Brock GB, et al：Nitric oxide synthase is testosterone dependent. Int J Impotence Res 6(Suppl 1)；D 42, 1994.
28) Spark RF：Impotence is not always psychogenic：Newer insights into hypothalamic-pituitary-gonadal dysfunction. JAMA 243；750-755, 1980.
29) 沈　明，ほか：Testosterone 低下と impotence. Impotence 7；259-265, 1992.
30) 白井將文：男性の性行動とホルモン（伊藤真次，ほか編）．情動とホルモン, p 269-278, 中山書店, 東京, 1997.
31) 青野敏博：内分泌機能検査の実際；プロラクチン系．ホと臨 43(増)；15-29, 1995.
32) Gil-Vernet Jr JM, et al：Ejaculation in men：a dynamic endorectal ultrasonographical study. Br J Urol 73；442-448, 1994.
33) 成田晴紀，三宅弘治：精管内精子輸送．医学のあゆみ 166；194-196, 1993.
34) Robinson BW, Mishkin M：Ejaculation evoked by stimulation of the preoptic area in monkeys. Physiol Behav 1；269-272, 1966.
35) Waldinger MD, et al：Premature ejaculation and serotonergic anti-depressants-induced delayed ejaculation：the involvement of the serotonergic system. Behav Brain Res 92；111-118, 1998.
36) 木村行雄：射精のメカニズム．臨泌 34；103-116, 1980.
37) 木原和徳：射精障害を理解するのに必要な射精のメカニズム．臨床成人病 29；735-741,

1999.
38) Kihara K, et al：Involvement of the adrenal medulla in ejaculation in the dog. Int J Androl 20；104-111, 1997.

CHAPTER 5 性機能障害患者が来院したらどのように診断するか

1 診療の際の患者への配慮

　性機能障害の診療に限ったことではないが、特に性機能障害の診療では患者のプライバシーが保たれていることが何よりも大切である。ただでさえ性の問題で医師のもとを訪れることはまだまだかなりの勇気がいることで、やっと訪れたところが、カーテン1枚で仕切られた外来で、ほかの患者にこちらの話が聞こえてしまうような環境では、本当のことを話せといわれても無理である。

　そこで最近、一般の外来とは別にED専門外来を設ける医療機関が増えており、一般外来と別にしていないまでも診療時間を別にして一般外来の終わった後の時間帯に予約制でEDの患者専用の診療を行っている施設も増えている。そして診療では患者の悩みをよく聞き、患者の求めているところを十分把握するよう努めなければならない。

　専門医はとかく無意識のうちに自分の考えを患者に押し付けていることがある。これは専門的な豊富な知識と経験から患者にとって、これが一番良かれと思ってすることであるが、患者にとっては自分の希望と違っていたり、満足がいかないこともある。

　このような反省から最近では患者の希望を最も尊重して、いろいろな治療法があるということをよく説明し、その治療法の長所や欠点を十分理解してもらったうえで患者自身に治療法を選択させ、その治療法に必要な検査を進めるという患者本位の治療法が普及してきている。もちろん患者の希望が医学的にみて無理なこともあるので、その場合は患者が理解できる言葉でそのことを十分説明し患者が納得したうえで患者にとってベストな治療法を選択するように努める。

2 一般臨床医にも専門医にも必要な検査

　外来の待ち時間を利用して自分の性機能障害が性欲の問題なのか、勃起の問題なのか、射精の問題なのか、オーガズムに問題があるのかをまず患者自身に確認してもらう必要がある。それには性機能調査表でチェックしてもらうのがよい。性機能調査表に記入しているうち患者が自分の一番の悩みが何であるかがより明確になり、悩みを聞く際にわれわれ医師にとっても大変助かるからである。

　わが国でよく使用されている性機能調査表には札幌医大式（札幌医科大学泌尿器科で作成されたもの）と東邦大式（東邦大学医学部泌尿器科で作成されたもの）とがあるが、ここでは東邦大式のものを紹介してみることにする[1]（表19）。

表 19-1. 性機能調査表（東邦大式）

外来番号	初診日　年　月　日*	氏名
年齢　既婚・未婚　職業	入院番号	*
調査日　年　月　日*		

(*のところは記入しないで下さい。)

1. 手術前（　）*
2. 手術後（　）*（手術日　年　月　日：手術術式　　　　）*

現在の状態を思ったままにお答え下さい。{あてはまる項目 1、2、3、4 のいずれかの（　）内にチェック（✓）して下さい。}

Ⅰ．性欲(せいよく)（性行為をしたい。女性にふれたいといったような欲望）はいかがですか。
　　1．強くある（　）
　　2．やや弱い（　）
　　3．ほとんどない（　）
　　4．全くない（　）

Ⅱ．勃起(ぼっき)
　　A．性行為の時の勃起の状態はいかがですか。
　　　　1．勃起は十分で性交可能で持続性も良い（　）
　　　　2．勃起はするが腟の中に挿入するとすぐ萎縮してしまう（　）
　　　　3．勃起力が弱く腟内挿入は不可能である（　）
　　　　4．どのような刺激をしても全く勃起しない（　）
　　B．マスターベーション（自慰）の時の勃起の状態はいかがですか。
　　　　1．陰茎にふれただけですぐに勃起し、持続も十分である（　）
　　　　2．かなり刺激すると勃起はするが、勃起力が不十分である（　）
　　　　3．かなり刺激してもわずかに勃起するのみで、持続性もない（　）
　　　　4．どのような刺激をしても全く勃起しない（　）
　　C．早朝目がさめた時に陰茎が下着にふれたり、その他意識していない時に勃起しますか。
　　　　1．いつも経験する（　）
　　　　2．時々経験する（　）
　　　　3．まれに経験する（　）
　　　　4．全くない（　）
　　D．エレクチオメーター（又はエレクトメーター）の結果はいかがでしたか。
　　　　　　　　　　　　　　　　　　　　　　（検査した方のみお答え下さい。）
　　　　1．30 mm 以上伸びた（　）
　　　　2．20-29 mm 伸びた（　）
　　　　3．10-19 mm 伸びた（　）
　　　　4．0-9 mm 伸びた（　）

Ⅲ．射精(しゃせい)
　　A．射精の状態はいかがですか。{(1)、(2)のほかに 1、2、3、4 のいずれかに（✓）して下さい。}
　　　　(1) 射精はある ─┬─ 1．精液量も正常（1 mℓ 以上）である（　）
　　　　　　　　　　　　└─ 2．精液量が少ない（　）
　　　　(2) 射精がない ─┬─ 3．オーガスム（絶頂感：最高の快感）はあるが精液がでない（　）
　　　　　　　　　　　　└─ 4．オーガスムもない（　）
　　B．射精までの時間はいかがですか。
　　　　1．パートナーを満足させるまで射精しないでいられる（　）
　　　　2．やや早い、あるいはややおそい（　）
　　　　3．かなり早い、あるいはかなりおそい（　）
　　　　4．瞬間的にでてしまう、あるいはいくらたっても射精しない（　）

Ⅳ．オーガスムはいかがですか。
　　　　1．十分ある（　）
　　　　2．やや減退している（　）
　　　　3．かなり減退している（　）
　　　　4．全くない（　）

Ⅴ．ストーマ（尿ストーマも含む）を有する方のみお答え下さい。
　　　　1．ストーマは性行為上全く支障を感じない（　）
　　　　2．ストーマは性行為上多少障害になる（　）

```
            3．ストーマがあるために性行為がかなり障害される（　）
            4．ストーマがあるために性行為が不可能である（　）
```

Ⅵ．最後に全体として現在の状態にどの程度満足しているが、下の例にならって直線の上に満足度を矢印で記入して下さい。

〔例　　　0%(全く不満)　50%　↑　100%(満足)　　　　　　　〕
　　　　　　　　　　　　　　　記入

　　　　　0%　　　　50%　　　　100%

表 19-2　採点表

Ⅰ-Ⅴのそれぞれで、1に✓をつけた場合は0点、2は1点、3は3点、4は10点とする。

点数表

Ⅰ	Ⅱ				Ⅲ		Ⅳ	Ⅴ
	A	B	C	D	A	B		

Ⅰ-Ⅴの各項目がすべて0点であれば性機能は全く正常であり、1点が1つ以上あれば異常が疑われ、3点が1つ以上あれば病的、10点が1つでもあれば高度の病的状態と判断する。

　この表の特徴は性機能の各要素(性欲、勃起、性交、射精、オーガズム)の状態を1、2、3、4、の中から自分に一番合ったものを1つ選んでもらい、1を選べば0点、2は1点、3は3点、4は10点というように0、1、3、10の対数で表示し、0は正常状態を示し、この点数が増加するほど状態が悪いことを示すように配点してある。このことにより性機能の一要素の変化が性機能全体に反映するように工夫されている。例えば勃起を例にとってみると等間隔の配点では多少勃起する場合と全く勃起しない場合では総合点ではあまり差が出ないが、性機能全体からみると大変な違いなわけである。このように対数表示でなければ、この差を出すことが不可能なので対数表示にしてある。

　また、最近国際勃起スコア(International Index of Erectile Function：IIEF)が世界的に利用されるようになった。IIEFは1997年にRosenら[2]によって作成されたもので性欲、勃起、射精、オーガズムなど15項目からできている。そして欧米ではその妥当性が検討され大変優れた調査表であるとされている。既に10カ国の言語に訳され妥当性が検討されている。わが国でも日本性機能学会用語委員会により日本語に訳され[3]、この日本語版のIIEFが日本人の性機能障害の評価に妥当かどうか検討されており、妥当性が証明されている[4]。ただ15項目は長過ぎてスクリーニングに適さないということで、特に勃起機能に関する5問を厳選したIIEF5が作られ、日本でもこのIIEF5が広く外来で使用されている。ここにIIEF5の日本語版(表20)を示した。このIIEF5は25点満点で、21点未満はEDを疑うことになっている。

　なお、このIIEFはもともとEDに対する治療効果の判定に利用する目的に作成されているので、どちらかというとED治療の前後で効果の比較をするのに便利であるが、EDのスクリーニングにも十分利用できる。

　さて、これらの調査表で性機能障害の種類や障害の程度が明らかにできる。そしてその障害がEDなら、その原因が勃起に関与する神経系、血管系、陰茎海綿体組織、内分泌系な

表 20．国際勃起機能スコア5(IIEF 5)

最近6カ月で						
1. 勃起を維持する自信の程度はどれくらいありましたか。		非常に低い 1	低い 2	普通 3	高い 4	非常に高い 5
2. 性的刺激による勃起の場合、何回挿入可能な勃起の硬さになりましたか。	性的刺激一度もなし 0	まったくなしまたはほとんどなし 1	たまに(半分よりかなり下回る回数) 2	ときどき(半分くらい) 3	おおかた毎回(半分よりかなり上回る回数) 4	毎回またはほぼ毎回 5
3. 性交中、挿入後何回勃起を維持することができましたか。	性交の試み一度もなし 0	まったくなしまたはほとんどなし 1	たまに(半分よりかなり下回る回数) 2	ときどき(半分くらい) 3	おおかた毎回(半分よりかなり上回る回数) 4	毎回またはほぼ毎回 5
4. 性交中に、性交を終了するまでの勃起を維持するのはどれくらい困難でしたか。	性交の試み一度もなし 0	ほとんど困難 1	かなり困難 2	困難 3	やや困難 4	困難でない 5
5. 性交を試みた時、何回満足に性交ができましたか。	性交の試み一度もない 0	まったくなしまたはほとんどなし 1	たまに(半分よりかなり下回る回数) 2	ときどき(半分くらい) 3	おおかた毎回(半分よりかなり上回る回数) 4	毎回またはほぼ毎回 5
合計点数 ____						

(文献3より引用)

どに病的変化があって起こっているのか、これらには全く病的変化がないにもかかわらずEDに陥っているのか検査を進める必要がある。

　最近では検査や治療を受ける患者サイドの希望を入れて患者が選択する治療法に必要かつ十分な検査を進める方向にあり、従来のようにすべての患者に同じ検査をする必要はないという考えがだいぶ浸透してきた。確かに医療経済という点からみても、すべての患者に同じような検査をするのは無駄がある。

　従来から日本性機能学会としてED患者にはどのような検査を進めるかについてはだいたい決まっていたが、はっきりしたガイドラインというものはなかったため、医師個人の経験や考えにしたがって検査が進められることが多かった。そこで学会では現在きちんとした根拠に基づいてどの治療法には最低限どのような検査が必要か、また検査の進め方についてのマニュアルを作成する作業を進めている。

　それとバイアグラ®がED治療の第一選択になったこともあって、一般臨床医が行う検査もバイアグラを処方するために必要な問診、理学的検査(診察)、血液一般検査、内分泌検査や必要に応じて心電図(負荷心電図を含む)などが中心となり、バイアグラを処方して効果のない患者や、はじめからバイアグラを希望しないか、バイアグラが使用できない症例(禁忌症例)には別の希望する治療法に必要な検査を進めるという方向にある。

表 21-1. ED専用カルテ

(1)

氏　名		職　業	
生年月日	明大昭　年　月　日（　歳）	未婚　既婚　離婚　再婚	
住　所		電話	
初診月日	年　月　日	宗教	

主　訴
　性欲：＿＿＿＿＿＿＿＿＿＿＿＿＿＿＿＿＿＿＿＿＿＿＿＿＿＿＿
　勃起：erotic erection　　　　　　　　　morning erection
　　　　reflective erection　　　　　　　NPT
　性交：＊可・否　　＊持続時間　　＊回数
　射精：＊可・否　　＊持続時間　速い・正常・遅い
　オーガスム：＊有（強　弱）・無　　＊不快感　有・無

現病歴

性機能障害以外の症状
　排便：＿＿＿＿＿＿＿　　排尿：＿＿＿＿＿＿＿
　補償問題：＿＿＿＿＿　　裁判：＿＿＿＿＿＿＿
　　　　　　　　　　　　　嗜好：タバコ　　本/日　　アルコール　　/日

1）問診

　どんな病気でも同じであるが、性機能障害の場合もまず問診から始める。どんな治療法を選択するにせよ、この問診は診療の基本で極めて大切である。

　問診の際、聞き漏らすことのないようにするために日本性機能学会の共通カルテ[5]（**表21**）を使用するのが便利である。

　問診の主な項目は主訴、現病歴（いつからこのような症状がでて、何がきっかけだったか、どういう経過をたどっているか、また性機能以外の疾患、例えば心血管系や脳血管系の疾患あるいは精神疾患、糖尿病、高血圧症、その他慢性疾患で薬を服用していないかどうか、服用していればその薬の名前や量をチェックする）、既往歴（外傷、骨盤内臓器手術を受け

表 21-2．ED 専用カルテ

(2)

性　歴			
夢精：	初発	頻度	現在の状態
自慰：	初発	頻度	現在の状態
性交：	初体験		
	頻　度		
結婚歴：			
異常性体験：			

既往歴	
性　病：	感染症：
糖尿病：	結　核：
消化器：	精神病：
肝：	アルコール中毒：
腎：	外　傷：
内分泌：	手　術：
脳脊髄：	薬　物：
血管系：	

家族歴　　　　　　　　　　　　　　　　遺伝性疾患

父（　　歳）┐
　　　　　　├　　　　子　供：
母（　　歳）┘　　　　連絡先：

家　庭		
妻：年齢	職業	妻との関係(生計、養子)
	性格	
	性生活(協力度、不満など)	
住宅環境：		同居人

たことはないかなど)、性歴(性交の経験の有無など)、家族歴(特にパートナーとの関係)、生育歴(精神的なトラウマなど)、このほか住環境(子供が受験勉強で夜遅くまで起きているかとか、声が外に漏れないか心配なような環境ではないかなど)や職業(コンピューターのプログラマーなど具体的に)なども聞かなければならない。

　また、バイアグラ使用を前提とする場合は一緒に服用すると一気に血圧が下降して危険な薬、例えば硝酸薬(狭心症でニトログリセリン、硝酸イソソルビドなど)、あるいは一酸化窒素供与薬(ニコランジルなど)を服用、注射、舌下投与、貼付使用していないかなど禁忌事項を忘れず問診する。

　外来の待ち時間を利用して性機能調査表とIIEFだけでなく、うつ傾向の有無をチェックする簡単な質問紙(東邦大式SRQ-D)、ノイローゼ傾向を調べるCornell Medical Index (CMI)、不安傾向を調べるTaylorのManifest Anxiety Scale(MAS)の3種類の簡易心理テストも併せて行って治療の参考にする。

2）診察

　性機能障害、特にEDでは外陰部の診察が重要である。その発育状況、奇形や硬結、変形、

表 21-3．ED 専用カルテ

生育歴
性　格
現　症 　性知識： 　精神状態： 　体形：　　　　　　　　　　　　　　　身長＿＿＿cm　体重＿＿＿kg 　性器：陰毛： 　　　陰茎：長さ＿＿cm　周径(環状溝部＿＿cm　根部＿＿cm)包茎(仮性・真性) 　　　精巣：容積(右＿＿m/　左＿＿m/) 　　　精巣上体および精管： 　　　前立腺： 　　　知覚： 　　　反射：cremaster reflex：　　　　　　　bulbocavernous reflex： 　　　　　　anal reflex：　　　　　PSR：　　　　　　ASR： 　胸腹部：
病型分類(主訴　病歴　現症のまとめ) 　1．勃起障害　　　　射精障害　　　2．Primary Secondary 　3．機能的要因　　　　　　　　　　4．器質的要因

　包茎の有無などをよくみる。また直腸診を行い前立腺の発育状況、硬さ(前立腺炎があると全体に硬くなる)も診る。そして同時に肛門に指を入れた時の肛門括約筋の緊張状態や、指を入れたまま亀頭をつまんで球海綿体筋反射の状態もあわせて診る。

　また血圧の測定も必ず行う(安静時収縮期血圧が 170 mmHg 以上、安静時拡張期血圧が 100 mmHg 以上、または低血圧で血圧 90/50 mmHg 以下の場合はバイアグラは使用できない)。

3）臨床検査

　バイアグラの処方が可能かどうかだけの目的であれば血液一般検査と血液生化学的検査として肝機能検査(バイアグラは肝臓で代謝されるので肝機能があまり悪いと使用できない)、腎機能検査項目を中心に行えばよいが、われわれは内分泌性 ED の鑑別を目的に性腺刺激ホルモン(FSH、LH)、乳汁分泌ホルモン(プロラクチン)、男性ホルモン(テストステ

表 21-4．ED 専用カルテ
(一部改変)   (4)

```
1．検尿           蛋白      糖      WBC      RBC      細菌
    前立腺マッサージ後分泌液         WBC      RBC      細菌
    同上尿         蛋白      糖      WBC      RBC      細菌
2．血液
    肝機能：           血糖：           その他：
3．内分泌
    Testosterone_____ng/ml  Free testosterone_____pg/ml  E₂_____pg/ml
    LH_____mIU/ml    FSH_____mIU/ml    Prolactin_____ng/ml
4．心電図検査

5．心理テスト
    CMI：
    Y-G：
    MAS：
    SRQ-D or SDS：
6．シルデナフィルテスト(バイアグラテスト)

7．勃起機能検査
    性的刺激(AVSS、VSS)：
    nocturnal penile tumescence(NPT)：
8．神経系検査
    bulbocavernous reflex latency time：      陰茎背神経伝導速度：
    陰茎振動覚：      その他：
9．血管系検査
    プロスタグランディンE₁テスト：
    カラードプラ検査：
    血管撮影：                DICC：


紹介医                            返事
```

ロン、遊離テストステロン)、女性ホルモン(エストラジオール)の6項目をチェックするようにしている。また、われわれは50歳以上の患者には心電図検査を行い、心電図上問題があれば循環器内科にバイアグラの使用が可能かどうかの意見を求めるようにしている。

3 一般臨床医にもこれだけはしてほしい検査

バイアグラが使用できる症例には、まずバイアグラを1、2錠処方し(多く処方しても効

果がない場合は無駄になるので)、これを服用して完全勃起がみられれば勃起機能には異常がないので、それ以上の検査は不要で、このままバイアグラ療法に移行すればよい。もしバイアグラに反応の悪い患者とか、最初からバイアグラが使用できない患者、またバイアグラの使用を希望しない患者にはさらに検査を進める必要がある。このようにEDの振り分けの目的として、まずバイアグラを使用する「治療的診断法であるシルデナフィルテストあるいはバイアグラテスト」が始まっている(図32)。

　バイアグラが使用できない症例や効果のない症例、あるいはバイアグラの使用を希望しない症例は専門医に検査を依頼することになるが、せめて一般臨床医も夜間レム睡眠に一致してみられる夜間勃起 nocturnal penile tumescence：NPTの簡易記録くらいはしてから専門医に依頼してほしいものである。

　NPTの簡易測定法としてバンド式のErectiometer®(ドイツ、Walter Koss社製)がある。これは勃起の有無だけでなく、その程度まで測定するために開発されたものである。これはバンドの裏側がパイルになっていてスライディングカラーを通し環状にし陰茎根部に装着し、その時にバンド上に印をつけ、翌朝どれだけずれたかで陰茎周径の伸びを計測する。なおスライディングカラーの抵抗は250〜450gとなっている(図33)。

　このErectiometerは高価であるため日本人用に札幌医科大学で作られたエレクトメーター[6](ムトウ製)がある。これは裏がマジックテープになっており、スライディングカラーの抵抗250gに設定されており、20 mm以上伸びていれば完全な勃起があったとみなす

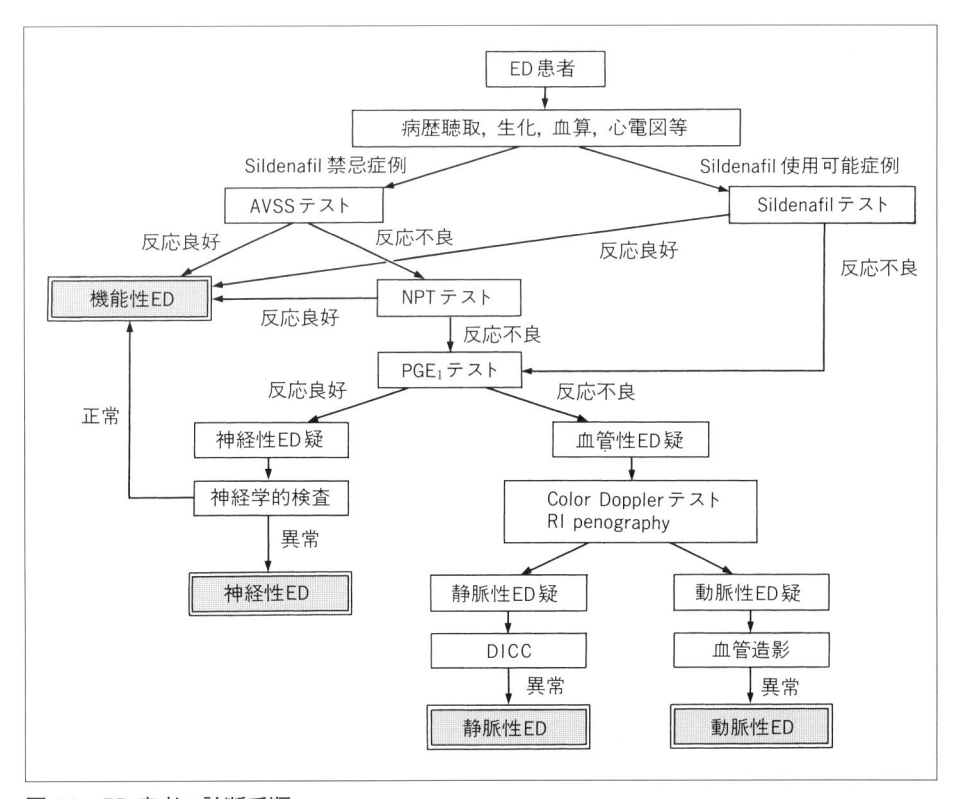

図32. ED患者の診断手順

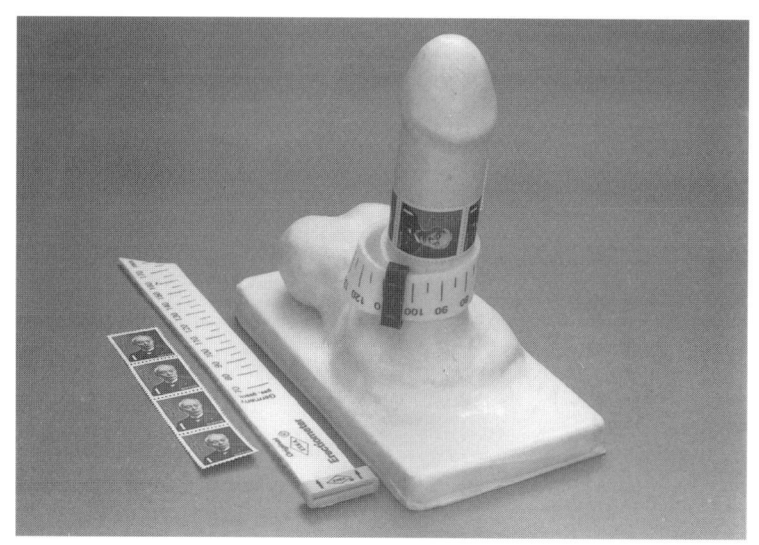

図 33. Stamp technique と Erectiometer® によるレム睡眠に一致して みられる夜間勃起(NPT)の記録
(Erectiometer はドイツ、Walter Koss 社製)

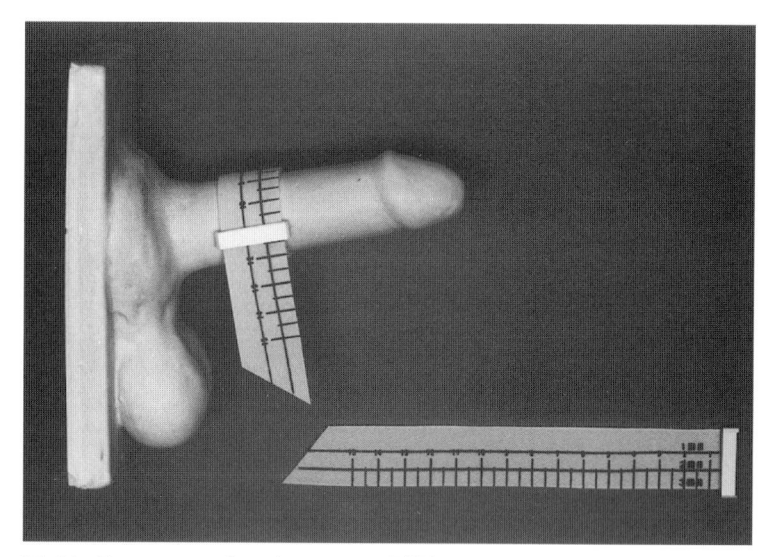

図 34. Erectiometer® による NPT の計測
(ムトウ製)

(図 34)。
　また、最近バンドがアクリル製で幅が狭く、勃起してない時短い陰茎でも装着しやすいように工夫されており、裏面にパイルやマジックテープが使われていないため陰茎皮膚への接触感がよくたいへん使いやすい Jex Meter®（ジェクス製）(図 35)が使われるようになっている[7]。この装置で3晩 NPT を記録し、その最大値で判断するが、20 mm を超えていれば、十分な勃起があったとみなすことができ、少なくとも勃起機能は正常と考えてよ

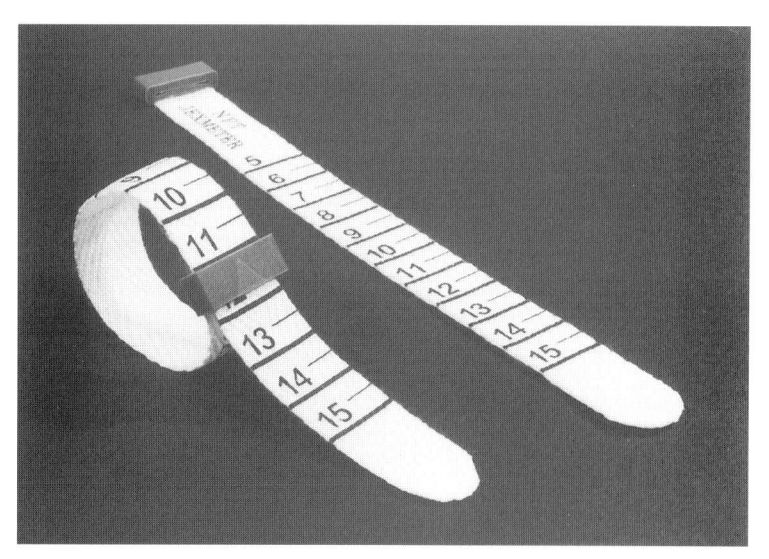

図 35．Jex Meter® による NPT の計測
(ジェクス製)

い。
　また、NPT の記録だけでなく後で述べるプロスタグランジン E_1 (PGE_1) 負荷試験中、超音波カラードプラ検査中や性交中の勃起状態、あるいは EVD 使用中のシリンダー内の陰茎の勃起状態も記録できるエレックテストリング®（高研製）がある[8]。構造は極めて簡単で直径 5 mm の柔らかいシリコンボールに 0.8 mm の木綿糸が通る穴をあけ、糸の一端をシリコンボールに接着し、もう一端を穴を通してリング状にし、勃起していない陰茎根部に装着し、高研製スキンマーカー用メジャーをシリコンボールに当てて糸の端の位置をメジャー上に記入する。次いで性交や検査後に再度メジャーを当て糸の端の位置を記入する。性交ないし検査後に記入した位置から性交や検査前の位置までの値を引けば性交ないし検査中の陰茎周径の伸びがわかる（図 36）。なお、この糸は濡れても太くならない特殊なもので、乾燥時と移動性に変化がない。また、エレクトメーターや Jex Meter® より軽く睡眠障害の原因とならず、また短い陰茎にも容易に装着できるのが特徴である。また、エレックテストリング® と RigiScan® との同時計測からエレックテストリング® で 30 mm 以上陰茎周径が伸びれば勃起機能は正常と判定してよい[9]。
　しかし、これらの方法は Stamp technique[10]（4〜5 枚つずりの切手を就寝時陰茎に巻き端と端を糊づけして切手の環を作り、翌朝この切手の環がミシン目から切れたか切れないかで NPT の有無を判断する方法であるが、現在医師の間では殆ど行われていない 図 32）と同様、陰茎の最大の伸びを計測できるだけで NPT の頻度や持続時間、陰茎硬度までは測定できない。
　そこで NPT の硬度を半定量的に測定する装置として Snap Gauge Band® [11]（アメリカ、Timm Medical Technologies 社製）が発売されている。この装置はベルトが 3 本の細いプラスチックフィルムで結合されており、このベルトをマジックテープで陰茎に巻きつけ固定する構造になっている。3 本のフィルムの青色は 10 オンス、赤色は 15 オンス、無色

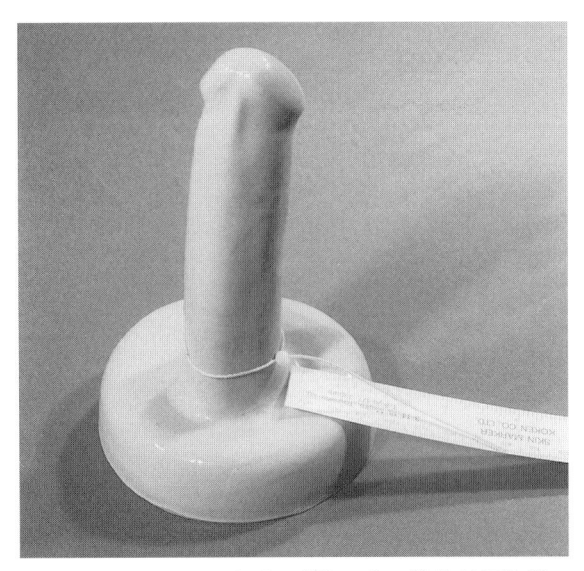

図 36. エレックテストリング® による陰茎勃起状態の記録

陰茎根部に装着し痛みがない程度にリングをきちんとしめ、高研製スキンマーカー用メジャーをシリコンボールに当て、糸の端の位置をメジャー上に記入する。検査後に再度メジャーをシリコンボールに当て糸の端の位置をメジャー上に記入する。そしてメジャー上に記入した2つのマークの差が検査中の陰茎周径の最大の伸びを示している。
（高研製）

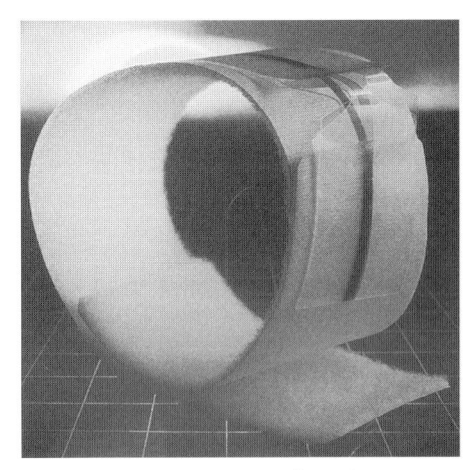

図 37. Snap Gauge Band® によるNPTの計測
（アメリカ、Timm Medical Technologies 社製）

は20オンスの張力が4分30秒加わると切断されるように設計されている(図37)。この切断には最低12 mmの陰茎周径の増大が必要とされている。このSnap Gauge Band®では1本以上のフィルムが切断されればNPT陽性と判断される。ただ、この装置は1回しか使用できないのと輸入品であるので高価だという欠点がある。

以上述べたいずれの検査法も患者自身にしてもらう点で信頼性に問題があることを認識したうえで問診や診察、臨床検査の結果なども十分勘案して判断するのがよい。

4 専門医のする検査

これから先はEDの専門医に診断および治療を進めてもらうのがよい(図31)。

バイアグラがはじめから使用できないとか、バイアグラに無効の症例で後で述べる陰圧式勃起補助具の使用を希望する場合にはこれ以上特に追加する検査項目はない。

1) 勃起機能検査

i 視聴覚性的刺激負荷試験

われわれは勃起機能検査として視聴覚性的刺激(audiovisual sexual stimulation：AVSS)負荷試験より始めるのがよいと考えている。それは生理的な勃起機能をみるにはAVSSに対してどのような反応を示すかをみるのがよい。

AVSS負荷によく反応する場合は大脳皮質を含めて器質的な問題はないと判断できる(図38)。反応が悪い症例にはさらに検査を進める。

AVSS負荷に対する反応には個人差があるので、AVSS負荷に反応の悪い症例のすべてが器質的と診断できない。したがってAVSS負荷試験を省略している施設も少なくないがMarshallら[12]はNPTとerotic erectionは別の現象で、おそらく異なったメカニズムによって起こるのではないかと考えているし、Chungら[13]はEDの鑑別診断上、まずAVSS負荷試験が必要でNPT検査と組み合わせて行うことにより精密な鑑別が可能になると述べている。

勃起機能検査で使用する陰茎の勃起状態の記録装置は種々あるが現在陰茎硬度と陰茎周径の変化を同時に記録できるRigiScan®[14](アメリカ、Timm Medical Technologies社製)が世界中で広く使用されている。

RigiScan®は2本のループを陰茎根部と陰茎冠状溝部に装着して、このループを一定時間ごとに絞め、その時の陰茎の周径と硬度が同時に計測できるようになっている。

RigiScan® Plusはさらに進化しリアルタイムで勃起状態を観察でき、NPTの記録だけでなくAVSSや血管作動薬の陰茎海綿体注射による勃起状態も記録ができるようになっている(図39)。また、勃起の状態を定量化してNPTの記録で得られたグラフの描く面積を計算して得られるTumescence activity unit：TAU・Rigidity activity unit：RAUという二つの新しいパラメーターが導入された[15,16]。このパラメーターは金子の分類[17]のパターンとよく相関し、正常型ではほかの異常型に比べて有意に高いTAU・RAUの値が得られるといわれている[18,19](サイドメモ2)。

93

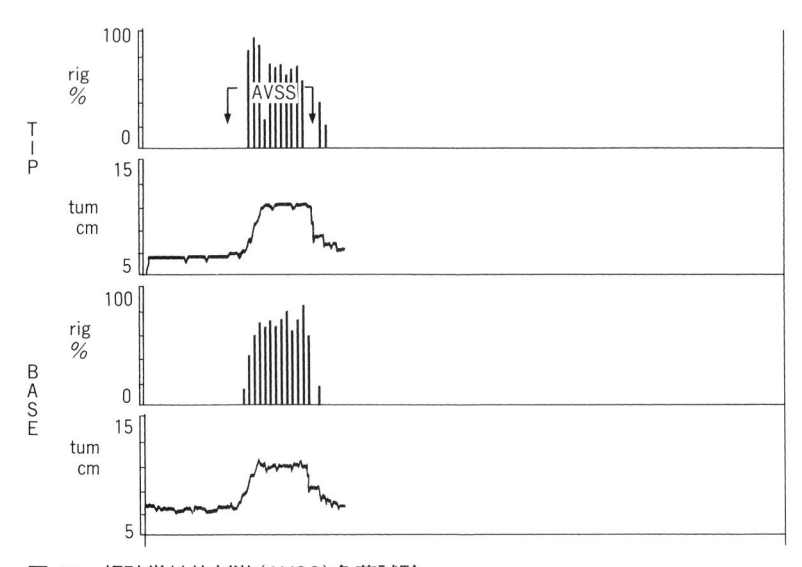

図 38. 視聴覚性的刺激（AVSS）負荷試験
AVSS 負荷に対し陰茎硬度、周径とも増加し完全勃起が認められ器質的異常はないと診断された。

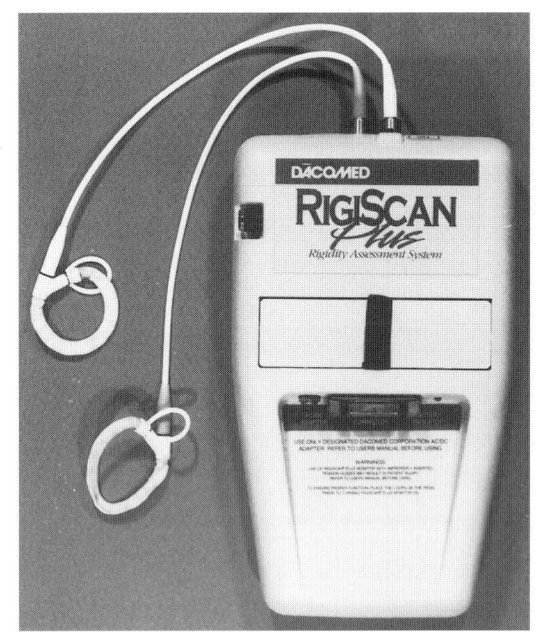

図 39. RigiScan® Plus
ループの一つを陰茎冠状溝部、一つを陰茎根部に装着して陰茎の硬度ならびに周径の変化を同時に記録する。
（Timm Medical Technologies 社製）

ii NPT 検査

AVSS 負荷試験に反応の悪い症例には NPT の測定を行う。十分な NPT が認められれば器質的な問題はないと診断してよい(図 40、41)。

ただ、NPT は睡眠と関係があり、睡眠障害でも NPT が出現しなかったり、不十分のこともあるので、正確には脳波や筋電図なども同時に記録して睡眠障害がないかどうかチェックする必要がある。しかし、一般には NPT の記録のみが行われている。

また、RigiScan® は一定の時間ごとに陰茎をループで締めつけるので睡眠障害の原因となることがある。

2) 血管系の検査

i 血管作動薬(プロスタグランジン E_1)の陰茎海綿体負荷試験(ファーマコテスト、PGE_1 テスト、ICI テストなどと呼んでいる)と超音波カラードプラ検査

NPT に異常があったり、バイアグラ® が無効の症例には血管拡張薬のプロスタグランジン E_1(PGE_1)を陰茎海綿体に注射する[20](図 42)(サイドメモ 3)。この薬は神経系に異常があっても血管系が正常だと勃起が起こる。これで完全勃起が認められれば血管系には異常はないと判断できる(図 43)(サイドメモ 4)。この PGE_1 テストで反応が悪ければ血管系に障害がある血管性 ED が疑われる。そこで PGE_1 を陰茎に投与して超音波カラードプラ装置を使用して陰茎内の血管の状態を観察するだけでなく(図 44)、陰茎海綿体洞に血液を送り込む左右陰茎海綿体動脈の収縮期最大血流速度(peak systolic velocity：PSV)を測定し[21]、両側とも PSV が 30 cm/秒以下の場合は流入動脈系の異常による動脈性 ED と診断する(図 45)(サイドメモ 5)。一側 PSV が 30 cm/秒以下の場合も流入動脈系の異常が考

サイドメモ 2

「Rigidity Activity Units(RAU)と Tumescence Activity Units(TAU)の計算法」

RAU はセッションの中の有効なイベント(ベースの tumescence が基準値の 20%を越え、その状態が 3 分間以上継続した時は有効イベントとされる)とされる間の硬度値の積算を示す。すなわち有効イベントとされた時間帯のグラフに表された硬度の棒グラフの面積を表す。どれくらいの硬度がどれだけの時間出現したかを総体的なボリュームとして数字で示すもので勃起力をみるのに参考になる数値といえる。1 回のイベントで高い硬度が短時間得られた場合、平均硬度は高い数値を示すが、セッション中にそのイベントしか出現しなかった場合はRAU は低いものになる。

硬度の測定は 1 分間に 2 回行うので、有効なイベントとされる硬度の値をすべて合計して 2 で割れば 1 分あたりの総合計となる。%をとるため 100 で割り RAU を算出する。

例えば硬度 70%が 50 分続いたとすると測定回数は 100 回(1 分に 2 回)であるので総合計は 70×100＝7000 となる。これを 2 で割ると 1 分あたりの硬度の 50 分ぶんの積である 3500 となり、100 分率をとるためこの数値を 100 で割ると 35 となり、これが RAU として表される。

一方、TAU は有効なイベントとされる tumescence を表すカーブの下で baseline より上の部分の面積を示す。

Baseline tumescence が 5 cm でイベントが 7 cm で 50 分持続したとすると(7-5)×4×50＝400 となる。これを baseline の値×4(1 分間に tumescence は 4 回測定)で割った値 20 が TAU となる。これは baseline から増加した tumescence の増加比率の積算を示す。

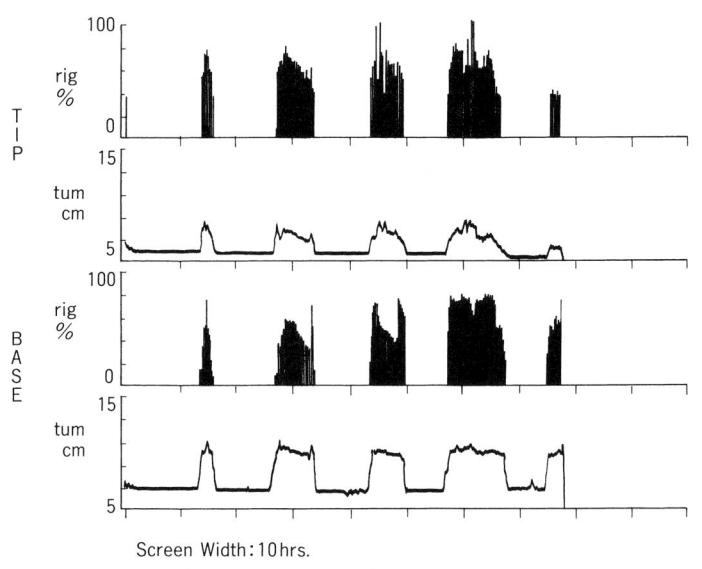

図 40. RigiScan® による NPT の記録
十分な NPT が認められ器質的障害はないと診断された。

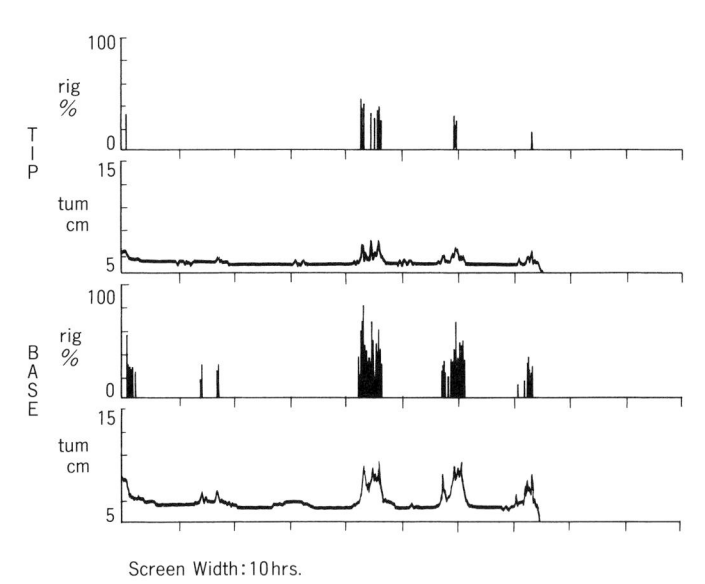

図 41. RigiScan® による NPT の計測
十分な NPT が認められず器質性 ED を診断された。

えられるので、内陰部動脈造影が必要になってくる（図 46）。また PGE_1 を投与して勃起反応が悪く PSV が 30 cm/秒以上だと流入動脈系は正常であるが、流出静脈系、すなわち海綿体組織や静脈系の異常による閉鎖機構の障害が疑われるので、陰茎海綿体内圧測定と陰茎海綿体造影[22]（dynamic infusion cavernosometry and cavernosography；DICC）が必要になる（図 47、48）（サイドメモ 6）。

以上述べた血管系検査法は超音波カラードプラ法を除いて患者への侵襲が大きく、特に循環器系に障害のある患者にはたいへん危険な検査である。そこで侵襲を与えず、危険も

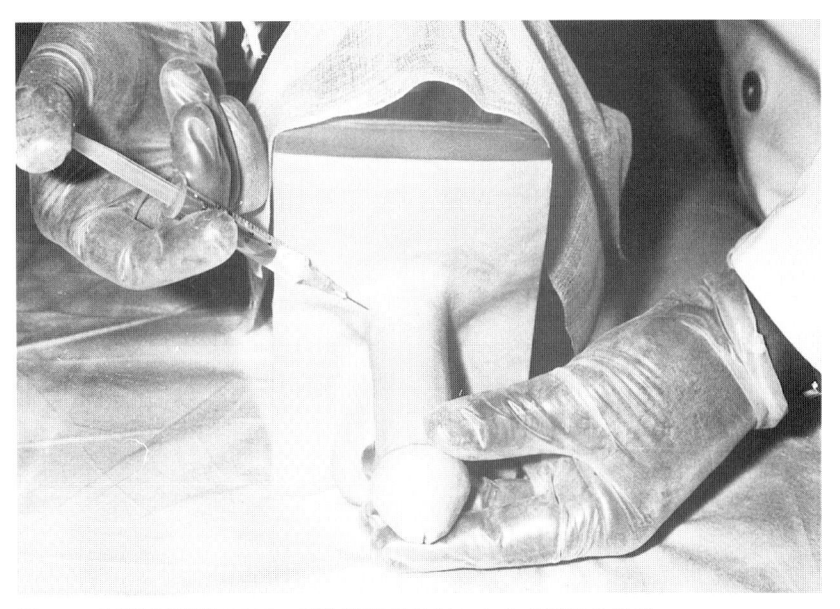

図 42. 血管拡張薬（PGE₁）の陰茎海綿体注射による血管系の検査

サイドメモ 3

「陰茎海綿体注射（intracavernous injection：ICI）法」

注射部位の消毒はアルコール綿かイソジンなどの消毒液でよい。

ICI で注意することは血管や神経を損傷しないことと、決して尿道海綿体を刺さない（尿道海綿体は陰茎海綿体と血流動態が違い、誤って尿道海綿体に注入すると薬液が直ちに全身にまわり全身反応を起こす危険がある）ことである。そのために 26〜27 ゲージの細くて短いツベルクリン針を使用するのがよく、陰茎中央部から根部で陰茎背面中央を避け（血管や神経が走るので）9〜10 時、あるいは 2〜3 時の位置から針を中心に向けて海綿体内に刺入する。この際左右いずれの海綿体を刺しても左右海綿体は交通があるので問題ない。ツベルクリン針は短いので刺す部位を誤らなければ根元まで刺入しても尿道海綿体を刺す心配はない。この際確実に白膜を貫いて海綿体内に針を進めることが大切で、普通白膜を貫く時皮下組織より抵抗を感じるが、もし心配なら注射器の内筒を引いてみるとわずかに血液が逆流してくる。薬液はゆっくり注入する。もし針が海綿体内に入っていれば抵抗なく注入できる。抵抗がある場合は白膜を貫いていないか、もしくは海綿体を通り越している可能性があるので針の深さを調節して適当な位置まで入れ直す。

サイドメモ 4

「ICI テストに対する反応の 5 段階分類（ISIR 分類）」

血管作動薬であるプロスタグランジン E₁（20 μg）を陰茎海綿体内に投与して勃起の状態を観察するが、ISIR ではこの反応を 0 から 4 まで 5 段階に分類している。すなわち、Response 0　無反応、Response 1　性交に十分な硬さに達しない、Response 2　挿入可能な硬さとなるが持続性がない、Response 3　満足な性交が可能な硬さや持続がある、Response 4　勃起が遷延する。

血管作動薬注射後数分から 10 分以内に Response 3 に達すれば陰茎血管系は正常と診断してよい。したがって、このような症例には神経系の検査や NPT テスト、心理テストなどが必要である。一方、Response 0〜2 の場合はさらに血管系の検査を進める必要がある。

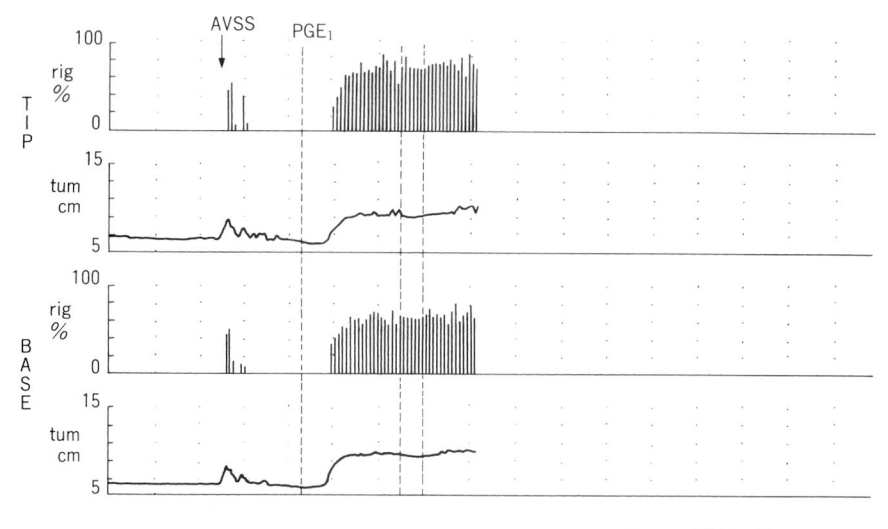

図 43. ファーマコテスト（PGE₁負荷試験）
AVSS負荷に反応が悪かったのでPGE₁負荷試験を試みたところ十分な勃起が得られ血管系には異常はないと診断された。

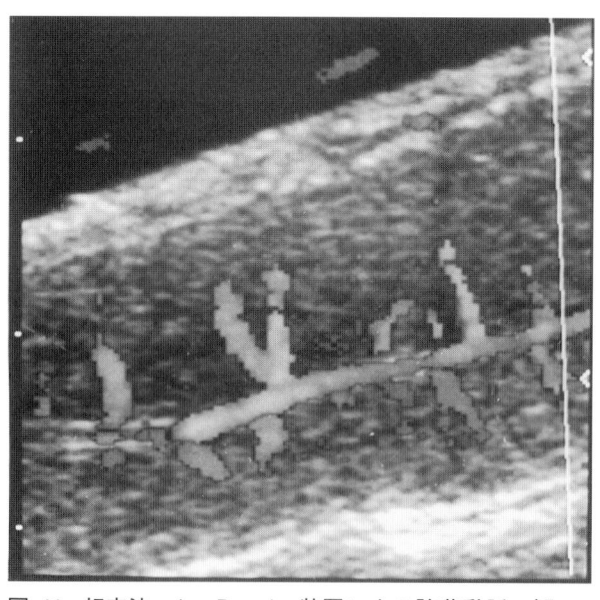

図 44. 超音波 color Doppler 装置による陰茎動脈の観察（PGE₁負荷後）
陰茎深動脈とそれより分岐するら線動脈がよく観察できる。

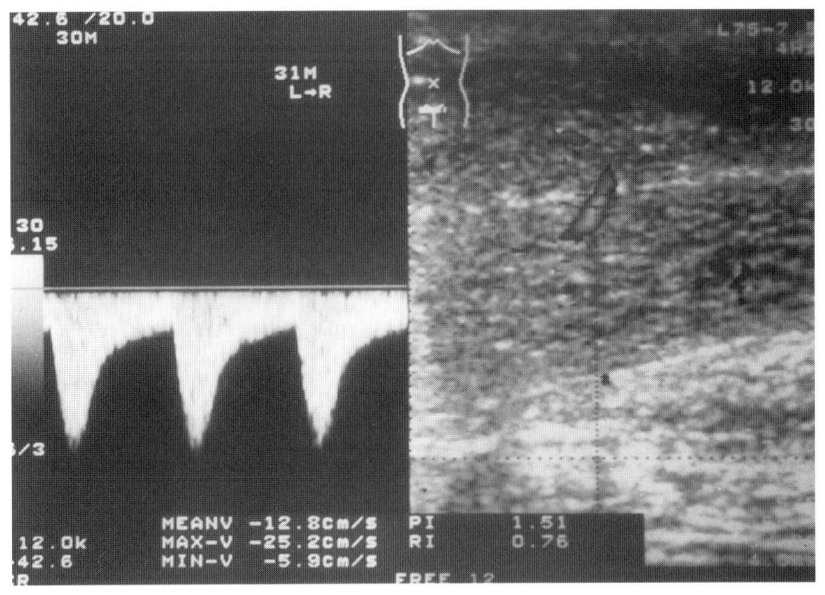

図 45．超音波 color Doppler 装置による陰茎深動脈の血流速度の計測
収縮期最大血流速度（PSV）は 25.2 cm/sec で流入動脈系に異常が疑われた。

伴わずに陰茎の血流動態を観察できる方法としてわれわれはラジオアイソトープペノグラフィー（radioisotope penography）を開発した[23]。その後種々改良を重ねて今日陰茎血管系検査法として確立された[24-26]（図 49）。特にペノグラムインデックス（PI）[27]は流入動脈系、またセホチアム　クリアランス　インデクス（CCI）[28]は流出静脈系の指数であり RI ペノグラフィーはこれら指数を算出することにより動脈系と静脈系を患者に侵襲を与えずに同時に検査できる優れた検査法である（サイドメモ 7）。

また、Choi ら[29]は性的刺激（sexual stimulation）と sildenafil を負荷したペノグラム（SS-penogram）で陰茎血管系のより詳細な鑑別が可能になったと報告しており、ガンマーカメラが普及した今日、ED の血管系の診断のためにわざわざ特殊な検査装置を用意しなくても、ガンマーカメラのある施設であれば簡単に RI ペノグラムによる血管系の検査が可能となった。

サイドメモ 5

「カラードプラ法」
　カラー超音波ドプラ装置を使用し、10 MHz ないし 7.5 MHz のリニア型プローブを使用する。
　患者を仰臥位にし、血管作動薬（PGE₁ 20 μg）を陰茎海綿体内に注入した後、探触子を直接陰茎根部に接触させ走査する。描出する血管と探触子表面の角度は常に 60～90 度になるよう留意する。陰茎背動脈の描出は 5 時または 7 時方向から、陰茎海綿体動脈の描出には 2 時または 10 時方向より行うとよい。
　陰茎海綿体動脈の収縮期最大血流速度 PSV の計測が 30 cm/sec 以下であると動脈性 ED が疑われるので、確定診断には血管造影が必要になる。

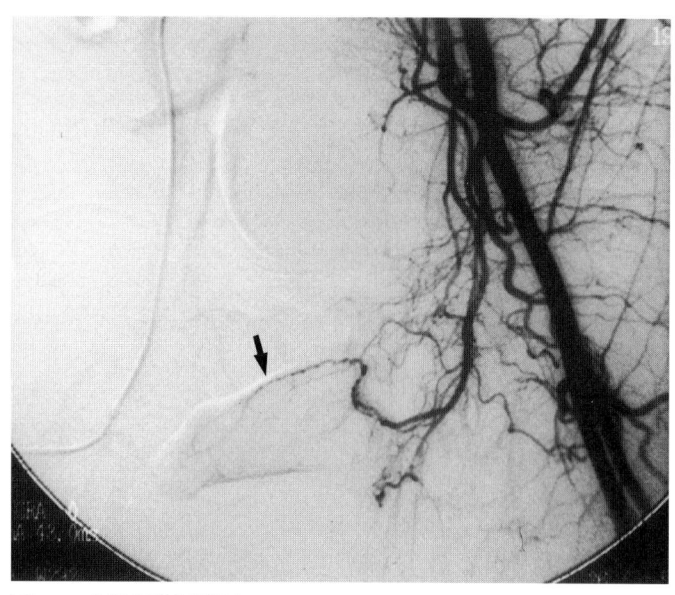

図 46. 内陰部動脈造影
PGE₁負荷したが陰茎背動脈（矢印）のみ造影されている。

サイドメモ 6

「DICC の方法と判定法」

　レントゲン透視台上に患者を仰臥位にし、21 G 翼状針を一側陰茎体部遠位側面より海綿体に刺入し検査装置に接続し陰茎海綿体内圧を測定する。また、対側陰茎体部側面に 19 G 翼状針を刺入し、ここより塩酸パパベリン（60 mg）を海綿体内に投与する。

　そしてここより海綿体内圧によるフィードバック機能を持つ DICC 専用のロータリーポンプに接続する。

　まず 10 分間無処置で観察し、海綿体内圧を連続的に記録する。10 分後海綿体内圧が 90 mmHg に達しない場合は、海綿体内圧の目標値を 90 mmHg としてポンプで生理的食塩水を注入し、海綿体内圧が 90 mmHg を維持するための還流量を計測する。その後海綿体内圧を 150 mmHg まで上昇させ、その状態で 30 秒間維持させる。その後ポンプを止め、30 秒、60 秒後の海綿体内圧の低下を記録する。

　次いで非イオン性造影剤を用いて灌流を再開し、海綿体内圧が 90 mmHg で安定した状態で撮影する。海綿体内圧が低下したら針を抜去して数分間圧迫止血して検査を終了する。

　海綿体内圧を 90 mmHg に維持するために 30 ml/min 以上の灌流速度が必要な場合は海綿体機能不全が疑われる。

　DICC 検査では多量の生食水を短時間に注入するので循環器系疾患のある症例に行うと危険である。また、ヨード過敏のある症例にも施行できないことはいうまでもない。

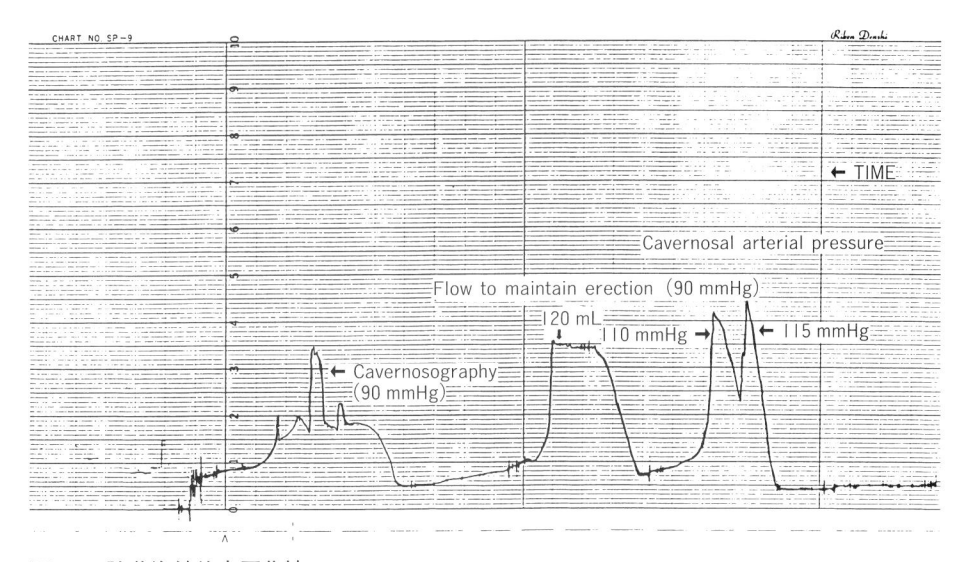

図 47. 陰茎海綿体内圧曲線
勃起維持流量が 120 ml/分と多く流出静脈系の閉鎖障害が疑われた。

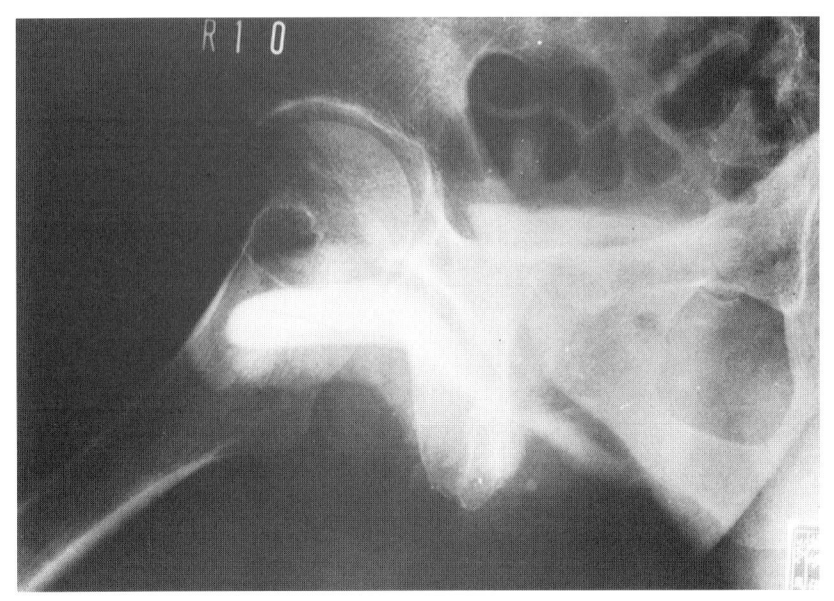

図 48. 陰茎海綿体造影像
異常流出静脈は描出されていない。

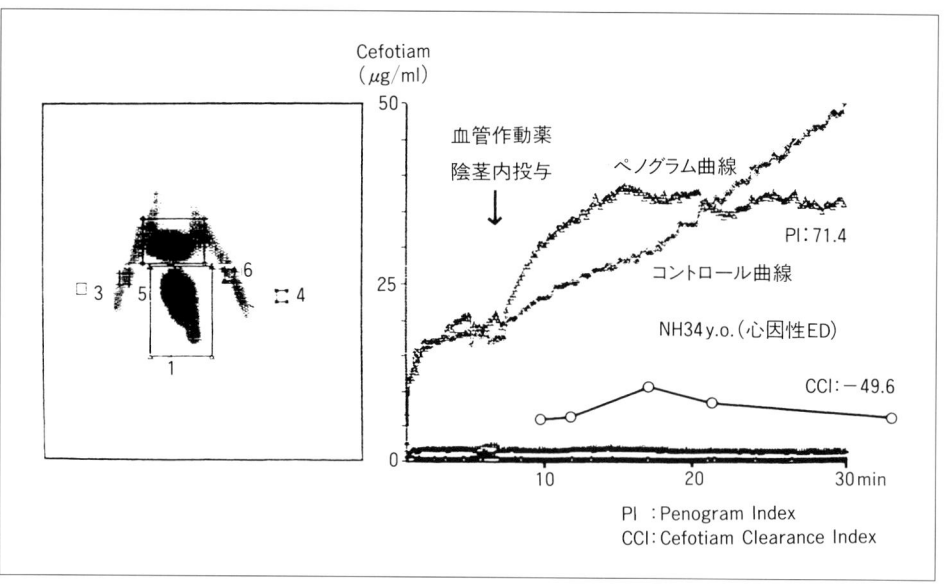

図 49. 血管作動薬負荷ペノグラフィーによる ED の鑑別診断
血管作動薬陰茎内投与に対し RigiScan で完全勃起がみられ、ペノグラム曲線も著明に上昇しペノグラムインデックス(PI)は 71.4 と高値を示し、セホチアム クリアランス インデックス(CCI)も −49.6 で陰茎血管系(流入動脈系も流出静脈系もともに)正常と診断した。

3) 神経系の検査

　勃起に関与する自律神経の機能を直接みる方法は残念ながらまだ開発されていないので、陰茎亀頭部を電気刺激して、会陰部より針電極で球海綿体筋反射の起こるまでの時間(潜時)の計測[30](図50、51)や陰茎背神経の伝導速度の計測[31]とか、あるいは振動覚計[32](図

サイドメモ7

「ペノグラム インデクス(penogram index：PI)とセフォチアム クリアランス インデクス(cefotiam clearance index：CCI)」

　^{99m}Tc-human serum albumin を 10 mCi 静脈注射後 10 秒ごとにガンマーカメラで 30 分間にわたって陰茎のシンチグラムを作成し、関心領域を陰茎に設定し、血流動態をペノグラム曲線として作成する。アイソトープ投与 5 分後に血管作動薬(PGE_1 20 μg あるいは塩酸パパベリン 40 mg)を陰茎内に投与しペノグラム曲線の変化と RigiScan により陰茎硬度と周径の変化を観察する。ペノグラム曲線のパターン分析と同時に PI を計算する。

　流入動脈の指数である PI は血管作動薬投与後 3 分時の 1 分当たりのカウント数から血管作動薬投与時の 1 分間のカウント数を引いた値を血管作動薬投与時の 1 分間のカウント数で除した値に 100 を掛けて算出する。PI の正常値はわれわれは 60 以上としており、これ以下を動脈性 ED と診断している。

　一方、流出静脈系の指数である CCI は生体内で代謝されにくい第 2 世代の抗生物質であるセホチアムを血管作動薬と同時に陰茎内に投与し、投与後 3、5、10、15、30 分に末梢血を採取しセホチアム濃度を測定し投与後 30 分の末梢血中のセホチアム濃度からセホチアム濃度のピーク値を引いた値をセホチアムのピーク値で除し 100 を掛けて算出する。われわれはCCI が −60 以上の場合は静脈性 ED と診断している。

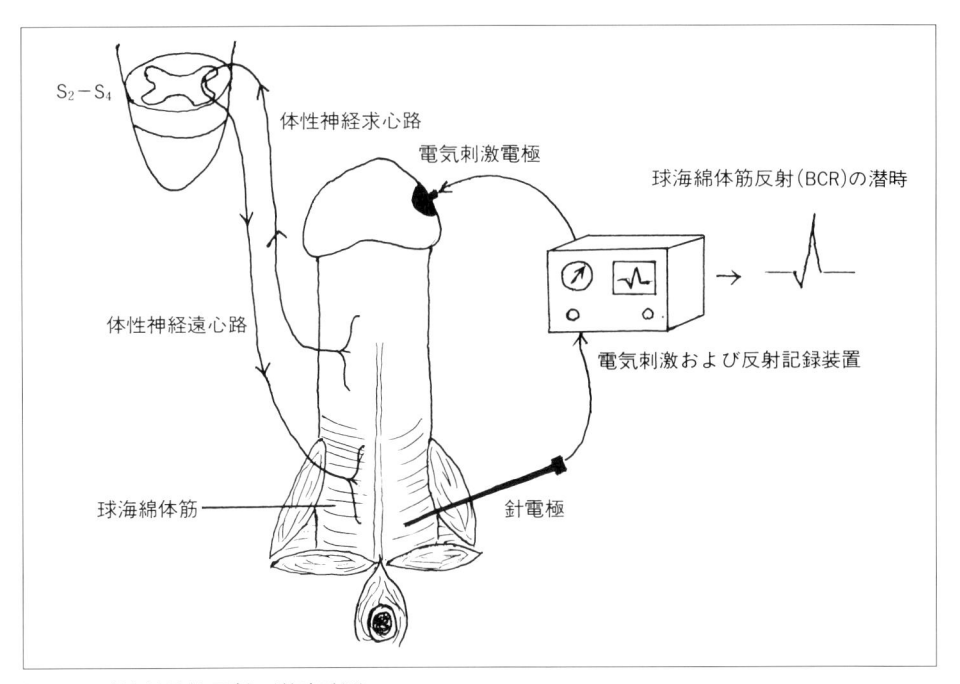

図 50. 球海綿体筋反射の潜時計測

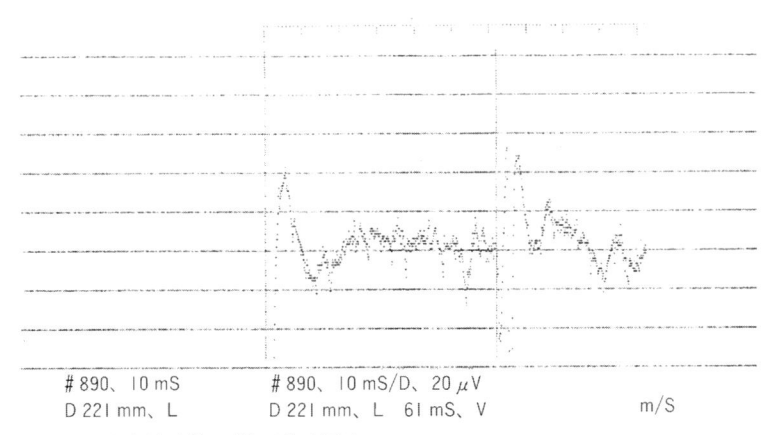

図 51. 球海綿体筋反射の潜時測定
亀頭部を電気刺激してから球海綿体筋反射が起こるまでの潜時が 61 msec と延長しており神経に障害があると疑われた。

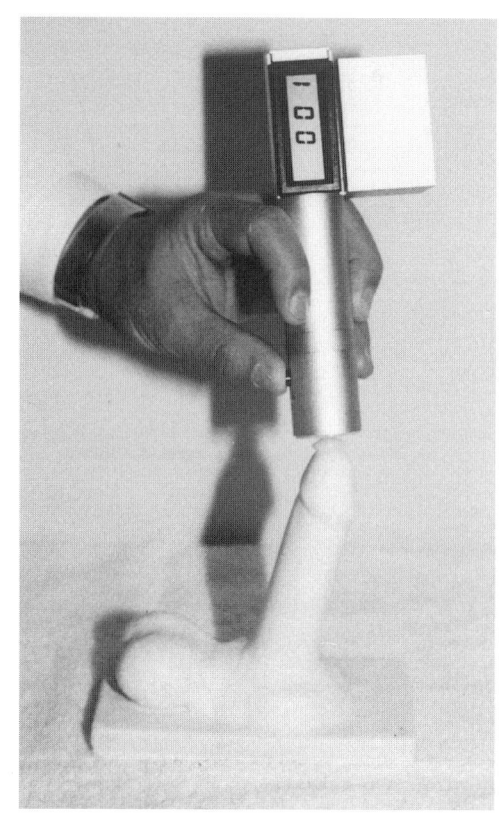

図 52. 振動覚計(SMV-5 タイプ)
(メディエンス製)

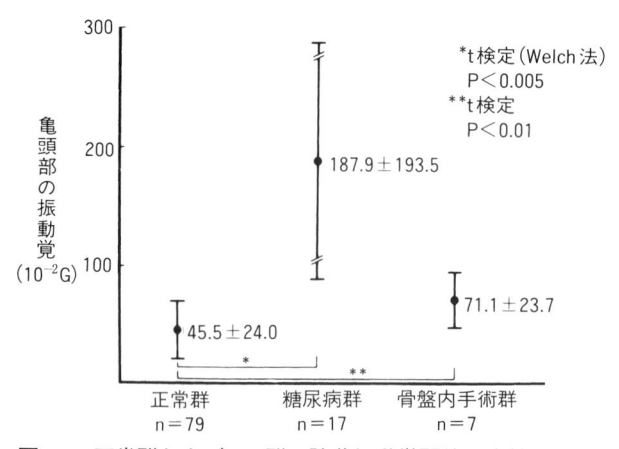

図 53. 正常群および ED 群の陰茎振動覚閾値測定結果

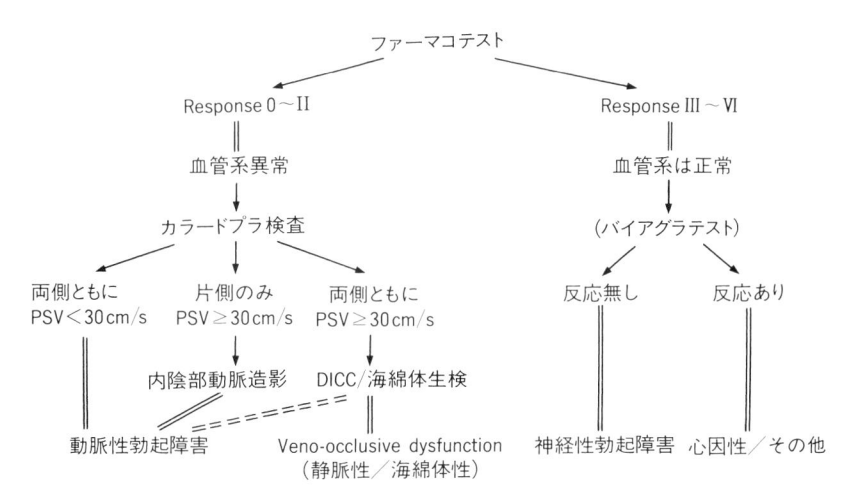

```
                          ファーマコテスト
                         ↙            ↘
              Response 0〜II          Response III〜VI
                  ‖                       ‖
               血管系異常                 血管系は正常
                  ↓                       ↓
             カラードプラ検査            (バイアグラテスト)
          ↙       ↓       ↘            ↙         ↘
      両側ともに  片側のみ  両側ともに  反応無し   反応あり
      PSV<30cm/s PSV≥30cm/s PSV≥30cm/s
                  ↓
              内陰部動脈造影  DICC/海綿体生検
          ↓    =========    ↓
      動脈性勃起障害    Veno-occlusive dysfunction    神経性勃起障害  心因性/その他
                        (静脈性／海綿体性)
```

図 54．勃起障害の診断手順
ファーマコテストで血管性 ED とそうでない ED に振り分け、さらにバイアグラテストで神経性 ED を診断する試み。
(文献 34 より引用)

52)を使用して陰茎亀頭部の振動覚閾値の計測などで代用されている(図 53)。

また最近では陰茎海綿体の組織を一部採取(生検)[33]して特殊な染色法で海綿体平滑筋や膠原線維の変化をみると同時に神経線維の変化や NO 合成線維の機能などから神経障害の有無をみる検査法も行われつつあるが、まだ ED 専門施設でも一般的な検査法にはなっていない。そこでバイアグラが血管系と神経系の共同作業によって勃起させる薬理作用を利用して、まず PGE₁ テストで十分な勃起が得られた症例(血管系は正常)にバイアグラを投与し、反応がなければ神経系障害による ED と診断する試みもされている[34](図 54)。

■**文献**

1) 白井將文：男性機能温存と評価，骨盤内悪性腫瘍の特性に立脚した骨盤外科の確立に関する研究．厚生省がん研究助成金(総合班 5-4)，平成 6 年度　業績集；30-34，1995．
2) Rosen RC, et al：The international index of erectile function (IIEF)：a multidimentional scale for assessment of erectile dysfunction. Urology 49；822-830, 1997.
3) 日本性機能学会用語委員会：国際勃起機能スコア(IIEF)と国際勃起機能スコア 5(IIEF 5)の日本語訳．Impotence 13；35-38, 1998.
4) 白井將文，ほか：国際勃起機能スコア(International Index of Erectile Function)の日本における妥当性の検討．Impotence 14；1-28, 1999.
5) 今川章夫，ほか：インポテンス診療カルテ．Impotence 1；17-27, 1986.
6) 毛利和富，ほか：新しいインポテンスの鑑別診断法としての erectometer の有用性について．日泌尿会誌 76；1478-1485, 1985.
7) 永尾光一，ほか：簡易勃起記録用ジェクスメーターについて．Impotence 14；63-64, 1999.
8) 白井將文，ほか：性交中の勃起状態も記録出来るエレックテストリング．日本アンドロロジー学会総会記事 15；115-116, 1996.
9) 上田　建：新しい簡易勃起診断装置の試作．Impotence 13；185-192, 1998.
10) Barry JM, et al：Nocturnal penile tumescence monitoring with stamps. Urology 15；171-172, 1980.
11) Ek A, et al：Nocturnal penile rigidity measured by the snap-gauge band. J Urol 129；964-966, 1983.
12) Marshall P, et al：Unreliability of nocturnal penile tumescence recording and MMPI profiles in

assessment of impotence. Urology 17 ; 136-139, 1981.
13) Chung WS, Choi HK : Erotic erection versus nocturnal erection. J Urol 143 ; 294-297, 1990.
14) Bradley WE, et al : New method for continuous measurement of nocturnal penile tumescence and rigidity. Urology 26 ; 4-9, 1985.
15) Burris AS, et al : Quantitative assessment of nocturnal penile tumescence and rigidity in normal men using a home monitor. J Androl 10 ; 492-497, 1989.
16) Levine LA, et al : Nocturnal tumescence and rigidity in men without complaints of erectile dysfunction using a new quantitative analysis software. J Urol 152 ; 1103-1107, 1994.
17) 金子茂男，ほか：夜間勃起現象；陰茎硬度・周径連続測定法による解析．日泌尿会誌81；1889-1895，1990．
18) 永島弘登志，岡田耕市：RigiScan-Plus による NPT (RAU・TAU) の臨床的解析；本邦正常域についての検討．Impotence 14 ; 279-293, 1999.
19) 水野一郎，ほか：RigiScan Plus による夜間陰茎勃起現象の検討；TAU および RAU の有用性．Impotence 14 ; 295-301, 1999.
20) 石井延久：プロスタグランジン E_1 (PGE_1) テスト．モダンフィジシャン 19 ; 1135-1137, 1999.
21) 佐々木春明，甲斐祥生：color Doppler 検査と内陰部動脈造影法．モダンフィジシャン 19 ; 1138-1141, 1999.
22) 川西泰夫：勃起障害の診断．クリニカ 23 ; 136-141, 1996.
23) 白井將文：男性インポテンスに関する研究．第1報 Isotope (^{131}I-人血清アルブミン) 使用による器質的インポテンスと機能的インポテンスの鑑別診断に関する研究．日泌尿会誌 62 ; 147-155, 1971.
24) 白井將文：Radioisotope penography. 現代臨床機能検査 (下巻) ；その実際と解釈．日本臨牀 55 (増刊号) ; 309-392, 1997.
25) Choi HK : Radioisotopic test for impotence. 〔ed by Lue, TF〕, World Book of Impotence, p 135-147, Smith-Gordon, London, 1992.
26) Zuckier LS : Use of radioactive tracers in the evaluation of penile hemodynamics : history, methodology and measurements. Int J Impotence Res 9 ; 99-108, 1997.
27) Esen A, et al : Dual radioisotopic study : A technique for the evaluation of vasculogenic impotence. J Urol 147 ; 42-46, 1992.
28) Shirai M : Clinical parameters of impotence : present situation/problems involved. Mol Androl 6 ; 221-233, 1994.
29) Choi HK, et al : "SS-penogram"-New diagnostic test for erectile dysfunction. 〔ed by Organizing Committee of the 6 th Asian Congress of Sexology〕, Program and Abstracts of the 6 th Asian Congress of Sexology (Kobe), p 120, NICS, Tokyo, 2000.
30) 滝本至得：球海綿体筋反射の潜時 (BCR-L) 測定法．モダンフィジシャン 19 ; 1145-1147, 1999.
31) 金子茂男，ほか：陰茎背神経伝導速度計測法．モダンフィジシャン 19 ; 1150-1153, 1999.
32) 永井 敦：振動覚閾値計測法．モダンフィジシャン 19 ; 1148-1149, 1999.
33) Wespes E : The role of the cavernosal biopsy and studies on penile innervation. 〔ed by Hellstrom, WJG〕, Male infertility and sexual dysfunction. p 396-400, Springer-Verlag, New York, 1997.
34) 佐々木春明，甲斐祥生：勃起障害の診断 (2)．クリニカ 26 ; 258-263, 1999.

CHAPTER 6 性機能障害患者の治療戦略の立て方と治療法の実際

1 理想的治療法の4条件

　国際インポテンス学会(International Society for Impotence Research：ISIR)ではEDの理想的な治療法は次の4条件を満たすものでなければならないとしている[1]。すなわち、①有効性が高いこと、②安全性が高いこと、③使いやすいこと、④患者およびパートナーの満足度が高いことの4条件である。さらに②、③とも重なるが患者に苦痛を与えない、無侵襲あるいは侵襲が少ないこと、また、いくら有効であっても費用が高過ぎては一般には使用できないので安価であることなども重要な条件といえる。

　これらの条件をすべて満たす理想的な治療法はまだないが、最近経口ED治療薬であるクエン酸シルデナフィル(バイアグラ®)が開発され、EDに対して極めて有効であることから、これさえあればEDの問題はすべて解決できるのではないかという期待がもたれた。ところが実際には本剤を使用した症例の70〜80%にしか有効ではないことがわかり、残る20〜30%や本剤の使用が適していない症例の治療が必要になる。今日このような症例に対し勃起補助具療法、PGE_1注射療法、血管外科療法、プロステーシス陰茎内移植手術などが用意されている。しかしEDカップルにとってただ陰茎を勃起させ挿入さえ可能にすればEDの問題がすべて解決すると考えるのは大変な誤りで、EDはそれほど単純な問題ではない。まずこの点を治療する医師が理解し、またED患者自身にもよく理解してもらえるよう指導する必要がある。

2 治療戦略の立て方

　EDの研究の進歩によりEDの鑑別診断も可能になり、かつ治療法の選択肢も増えた今日、従来のように誰にでも一律に同じ検査をし、同じ治療をすることはほとんどなくなりアメリカのカリフォルニア大学サンフランシスコ校泌尿器科Lue教授[2]の提唱する"patient's goal-directed approach"、すなわち、いろいろな治療法を提示し、それら治療法をよく説明して患者に希望する治療法を選択してもらい、その治療法に必要な検査を進めるようになってきている[3](図55)。これは医療経済上からみてもたいへん有益なことである。またバイアグラの出現以来、まずバイアグラの投与ができるかどうかの検査を行い、バイアグラの使用が可能なED患者にはこれを使用し、十分な効果が得られたらそれ以上の検査をせず、そのままバイアグラ療法に移行する(治療的診断法と呼んでいる)。もしバイアグラに効果がなかったり不十分な場合、あるいは最初からバイアグラが使用できない

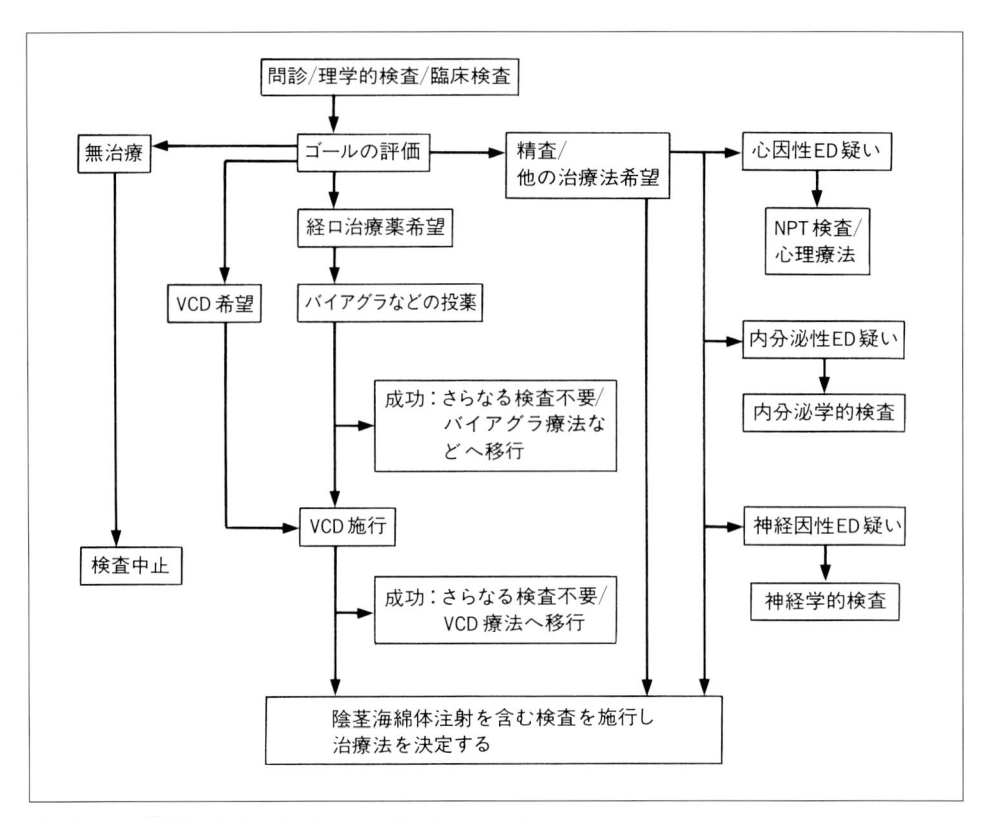

図 55. Lue 教授の提唱する ED の patient's goal-directed approach
(Lue, TF et al：Campbell's Urology 7th Edition, WB Saunders Company, 1998[3]）より改変：原図の経口薬剤は yohimbine, trazodone などであったが今回バイアグラ® に入れ替えた)

患者には別の手順で検査を進め、血管系に障害があれば血管系の治療を、また内分泌系に障害があれば内分泌療法といったようにその患者に最も適した治療法を選択する。

なお、陰圧式勃起補助具を希望する場合にはバイアグラ療法の際の検査に特に追加する項目はない。

以上、述べてきたように患者の希望を重視し、それに医学的適応を十分考慮したうえで患者に最も適した治療法を選択し、その治療法に必要かつ十分な検査を行うよう心がける必要がある。

3 一般臨床医にもできる心理療法

心理的な諸要因(心因)により引き起こされる ED を心因性 ED と呼んでおり、この心因性 ED には心理療法がその治療の主体となる[4)5]（**表 22**）。

心理療法は一般心理療法と専門的心理療法に大別することができる。

一般に心理療法は支持的精神療法ともいわれ患者の悩みをよく聞き、よく理解し、患者の求めるところを十分把握し、十分にそれを受け入れ（受容）、患者の心理的動揺をよく把

表 22. 心因性 ED の治療法

```
現実心因に基づく ED
    →カウンセリング、支持的精神療法、暗示療法、再教育療
      法、行動療法、自律訓練法、バイオ・フィードバック療
      法など
深層心因に基づく ED
    →精神分析、簡易分析、分析的精神療法、交流分析、森田
      療法、内観法、バイオ・エナージェティクスなど
```

(文献 5 より引用，一部改変)

握(肯定的に捉え)し、患者の心を支え(支持)、勇気づけ、必ずよくなるという保証を与え患者の回復への期待を与えるなど、カウンセリング的手法(カウンセリングは自ら問題を把握、整理し、自分自身で解決していけるよう援助することで、医師は協力、協調し、一緒に解決していくという姿勢が大切で、患者自身の解決への作業を温かく支えながら見守り、効果的に進める手法)を用いる最も基本的な心理療法で、心因性 ED のみならず、器質性 ED、症候性 ED にも用いられる。

専門的心理療法は心因性 ED の治療に用いられ、心因すなわち夫婦間のトラブルなどのような日常の生活の場での現実的な心理的要因(現実心因)と生育上の問題や心の奥底に潜む怒り、憎しみ、ねたみ、不安などの抑圧された複雑な感情や葛藤など(深層心因)による ED の治療法として用いられ、それぞれの患者に即して行われる専門的な心理療法である。そして現実心因による ED には暗示療法、行動療法、自律訓練法などの非分析的心理療法が主に用いられるのに対して、深層心因による ED には精神分析をはじめ簡易分析、交流分析、分析的精神療法など各種の分析的アプローチや、森田療法、内観療法、バイオエナージェテイクスなどの深層の感情の処理のできる、より本質的な心理療法が主として用いられる。

一般の臨床医が扱うことができる心因性 ED は現実心因によるもので深層心因によるものは心理の専門家に任せるしかない。

これまで現実心因による心因性 ED に対して種々なる心理療法が試みられてきたが必ずしも満足すべき成績が得られなかった。ところが最近、阿部[6]によって開発された逆説的心理療法であるノン・エレクト法は精神科や心理の専門家でなくても実施でき、しかも良好な成績が得られることから注目されている。ここでは一般心理療法とノン・エレクト法について概説することにする。

1）一般心理療法

一般心理療法は今述べたように患者の心に働きかける面接療法で支持的精神療法とも呼ばれているものである[5](表23)。

これは受容(患者の悩みを相槌を打ちながらよく聞き、確認をしながら十分にそれを受け入れる)、支持(肯定的に患者の心を支える)、保証(患者に必ずよくなるという回復への希望は与える)の3つの要素からなっている。

面接や診療は先にも述べたように一般外来患者とは分けて、患者のプライバシーが十分保たれるような配慮が必要である。また、医師個人の見解や価値観を患者に押しつけるの

表 23. 一般心理療法の基本的要素とキー・ポイント

```
一般心理療法 practical psychotherapy
 （支持的精神療法 supportive psychotherapy）
"良好な治療者・患者の信頼関係 doctor-patient relationship"
 （医師と患者の良好なコミュニケーション）
    ○プライバシーへの配慮
          アポイント診療
          個室での面接
    ○共感的理解を伴う受容的態度
          受容 acceptance………傾聴、相槌、確認、受容
          支持 support ………肯定的、支持
          保証 assurance ………不安を除く、希望
    ○自由回答式質問 open-ended question
          選択回答式質問は避ける
          患者と同じレベルで語る
          医師の価値観で裁断しない
    ○治療的自我 therapeutic self
          医師自身の問題の解決
          ED に対する正しい知識を持つ姿勢
          性に対する考え方の把握の自己分析
          医師の人格
    ○患者の心的内界への敬意
          患者への真摯な態度
    ○治療的距離 therapeutic distance
          適切な心理的距離
```

（文献 5 より引用）

ではなく、患者の訴えを真摯に受け止めなければならない。そして治療者(医師)と患者とが良好な信頼関係にないと治療はできない。一度、医師が患者の信頼を失えば心理療法は成り立たないので、ほかの医師に治療してもらうしか方法はない。それと医師は患者と離れ過ぎず近づき過ぎず、適切な心理的距離を置くことが重要である。また患者への質問は選択的回答を求めるのでなく、自由に回答可能な自由回答質問をすることが大切とされている。

2) 専門的心理療法、特にノン・エレクト法[6]について

ノン・エレクト法の実施に際して、まず患者カップルに"陰茎を勃起させないように"と指示する。この点が大変興味深く、この治療法の特徴である。その理由として陰茎の皮膚の感覚は完全に勃起してしまうと勃起していない状態より悪くなるためであると説明する。これは経験的なことから指導していたのであるが、われわれが陰茎亀頭部の振動覚を勃起してない時と勃起したときと計測して比較してみた結果、確かにそうなることが科学的に証明された。ED 患者はなんとか勃起させなければと焦っているのに、勃起させなくてもよいと思うと大変気が楽になるのである。それから勃起していない陰茎亀頭部に感覚を集中させる訓練をする。この種の訓練はパートナーと相互に行うのが普通であるが、ここでは男性の一方的な訓練となることを説明してパートナーの理解と協力を得るようにする。このような説明が終わったら、まず体位は男性から女性の性器が視覚的に確認できる開脚位、屈曲位などを取ってもらう(図 56)。そしていつものように愛撫しあって腟潤滑が

──ノン・エレクト法について──

ノン・エレクト法（non erect method）は、心因性勃起障害に対して有用な行動療法のひとつです。パートナーの理解と協力が得られて、リラックスした心境で臨めば、100％目標達成できます。

《ペニスの神経生理》

まず、ペニスの皮膚感覚がどのような状態の時、どの部分が一番敏感なのか正しく理解して下さい。
① 正常時：やや敏感
② 半勃起時：一番敏感
③ 完全勃起時：鈍感

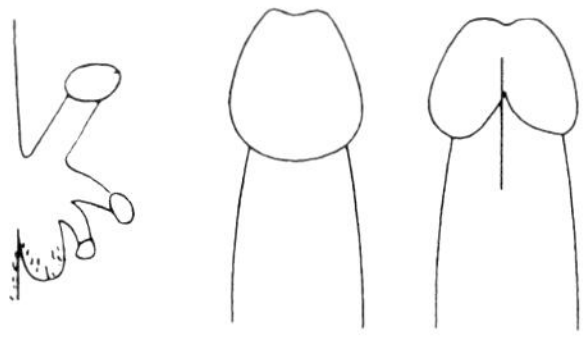

《ノン・エレクト法の目的》

ペニスが最も敏感な状態、すなわち半勃起の状態で一番敏感な亀頭部で行う感覚集中課題です。

《ノン・エレクト法の手順》

次の手順で行いますが、大切なことは勃起させようとは決して考えないことです。勃起してしまっては、感覚が鈍くなってしまうからです。
① いつものように愛撫しあって、女性性器が濡れていることを確認する。
② 半勃起状態のペニスの根元を指で圧迫し亀頭部を充血させる。
③ この状態のまま、亀頭部だけを腟入口に押し入れる。
④ 全神経を亀頭部に集中し、腟の内部の温かさを楽しむ。パートナーへの配慮はこの際行わなくてよい。
⑤ もし勃起してくるようなら、一度腟からぬきとって勃起が消退したのを確認した後、同じ方法で再挿入する。
⑥ ペニスを半分くらいまで挿入し、手を添えながらピストン運動するのはかまわないが、深い挿入は禁止。
⑦ 亀頭部で充分に腟内の温かさを感じとれたら終了する。協力してもらったパートナーには感謝をこめてサービスする。

《ノン・エレクト法に適した体位》

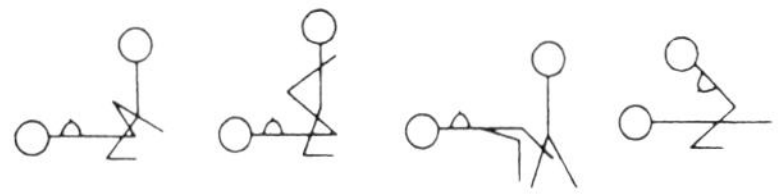

図 56. ノン・エレクト法の実際―患者に渡すパンフレット―
（文献 6 より引用）

得られたら、半勃起あるいは勃起していない陰茎の根本を圧迫すると亀頭部が充血するので、この亀頭部だけ腟の中に押し込む。そして全神経を亀頭部の感覚に集中し（感覚集中法）腟内の柔らかさ、温かさを楽しむようにする。

　もし勃起してしまったら、一度腟より陰茎を抜いて勃起が収まるまで待って、再度試み腟の温かさを感ずるまで試みる。この際勃起すると感覚が鈍くなるので勃起させないようにし、勃起してしまえば失敗なので一度抜いて勃起が収まるまで待ち、再度試みさせる。そして陰茎を深く挿入することを禁じる。亀頭部で腟の温かさが感じたらこの日の訓練を終わりとする。そして協力してくれたパートナーに感謝の心をこめてサービスする。この指示が大切でこれをしないとパートナーは性的興奮をしたままでオーガズムに至らず、このまま終わってしまうと性的エネルギーの開放がないのでいろいろと問題が起こる。また、男性の方にもマスターベーションでの射精は許可しておく。

　この訓練を宿題としてやらせるが、来院した時に約半数の人がうまく勃起しなかったと相変わらず何とか勃起させようと考えているので、この方法は勃起させる目的の治療法ではなく、勃起させれば陰茎の感覚は悪くなり、治療は失敗であることを強調して、勃起させてはいけない、亀頭だけ腟の入り口に入れ腟の温かさを感ずるまで感覚を集中させる訓練を繰り返させる。そしてこの勃起禁止、深く挿入禁止などの禁を破って挿入してしまえばこの治療は完了とする。

　本治療法の開発者である阿部の成績によると本治療法により著名な改善が60％、やや改善24％と改善率が84％と素晴らしい成績を収めたと報告している。

　以上、心因性EDに対する心理療法について述べてきたが、最近では心理療法の専門家でも心理療法のみに固執せずバイアグラをはじめとする薬物の併用をしていることが多くなり、治療成績が一段と向上してきている。

4 薬物療法

1）経口薬

❶ クエン酸シルデナフィル（バイアグラ®）

クエン酸シルデナフィル（バイアグラ®）（図57）は世界ではじめて経口投与により有効性が証明されたED治療薬である。本剤は当初狭心症の治療薬として開発が進められていたが、安定性狭心症には効果が認められず、本剤を使用中の患者に勃起がみられたことがきっかけでEDに対する治療薬として開発が行われた。

i 薬理作用[7]

本剤はホスホジエステラーゼ・タイプ5（PDE 5）の選択的阻害薬である。

陰茎勃起は中枢性あるいは局所性の神経刺激により非アドレナリン非コリン作動神経終末や海綿体内皮細胞からその刺激を伝える信号物質の一酸化窒素（NO）が遊離され、このNOは海綿体平滑筋細胞内のグアニル酸シクラーゼ（酵素）を活性化し、セカンドメッセンジャーのサイクリックGMP（cGMP）濃度を増加させ陰茎海綿体平滑筋が弛緩し、拡張した陰茎海綿体洞に血液が流入することによって発現する。産生されたcGMPはPDEにより加水分解されその活性を失う。現在9種類のサブタイプが同定されているPDEのうち、人陰茎海綿体のcGMPの分解は主としてPDE 5が関係している（シルデナフィルのほかのPDEサブタイプの活性に対する阻害作用はPDE 1はPDE 5の1/80、PDE 2、PDE 3およびPDE 4は1/2000以下、PDE 6は約1/10）。

シルデナフィルはこのPDE 5を選択的に阻害するため産生されたcGMPは分解されず蓄積して勃起が維持されるわけである。

ii 有効性

シルデナフィルの有効性については多くの報告がすでにあるが、ここにわが国の29施設で256例のED患者を対象にプラセボ、シルデナフィル25 mg、50 mg、100 mgを二重盲検法でその有効性と安全性が検討された結果を中心に述べてみる[8)9)]。

その結果IIEFの質問3、すなわちこの4週間で性交を試みた時に何回挿入できたか、と

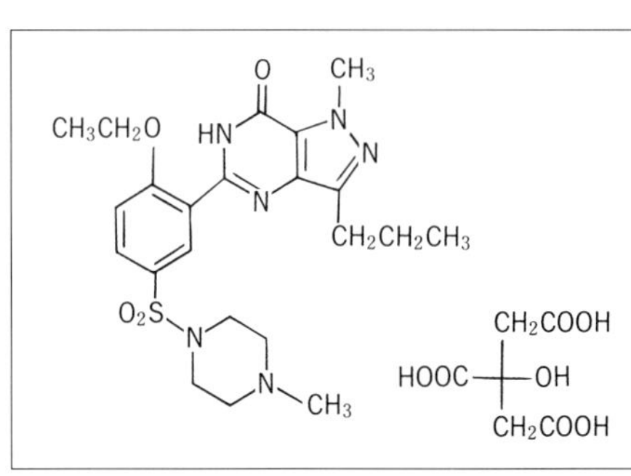

図 57．バイアグラの化学構造式

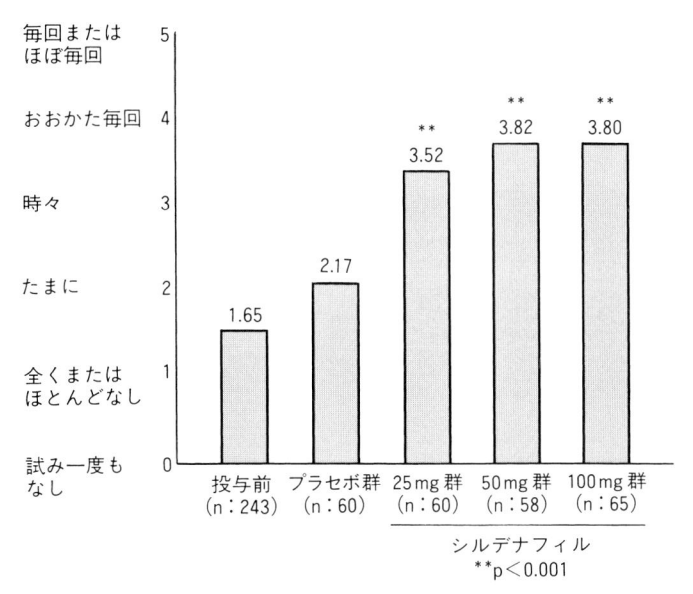

図 58. バイアグラの「挿入の頻度」に対する効果
プラセボ群と比較してバイアグラ使用群では有意にスコアの改善がみられた。
（文献 8 より引用）

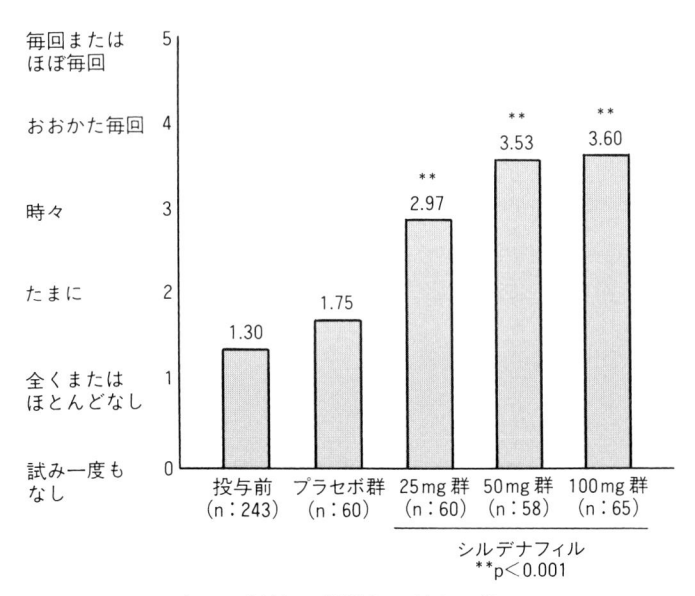

図 59. バイアグラの「勃起の維持」に対する効果
プラセボ群に比較してバイアグラ群ではいずれも有意にスコアの改善がみられた。
（文献 8 より引用）

質問 4、すなわち挿入後勃起が何回維持できたかを 0〜5 のスコア、すなわち 0 は「全く駄目」、5 は「全く正常」と 6 段階に表示し、そのスコアで比較したところ、挿入の頻度(図58)も勃起の維持(図59)もシルデナフィルを投与した 3 群ともプラセボ群に対し有意にスコ

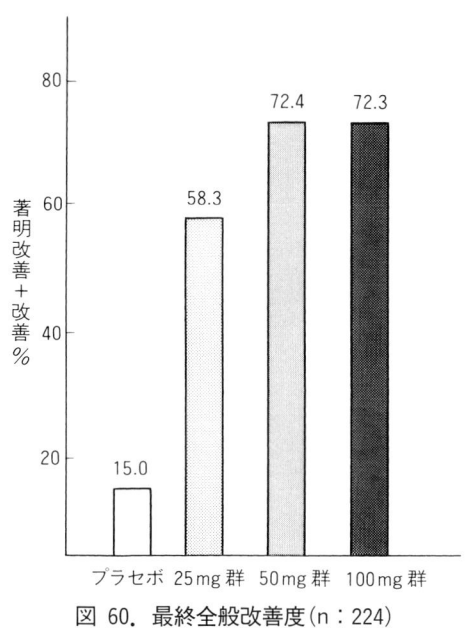

図 60. 最終全般改善度(n：224)
(文献 9 より引用)

アの改善がみられた。また、担当医による最終全般改善度は「著明改善」と「改善」の占める改善率はプラセボ群15.0%、25 mg群58.3%、50 mg群72.4%、100 mg群72.3%と改善することがわかった(図60)。ただ50 mgと100 mgで効果に差がなかったのでわが国では25 mgと50 mgのみが厚生省から認可され1999年3月23日より使用可能となった。

発売後3カ月の全国のアンケート調査ではシルデナフィル25 mg 54.5%、50 mg 67.1%で全体の有効率60.8%であったが、発売後10カ月では25 mg 61.1%、50 mg 87.6%、全体で74.4%と発売当初より有効率の向上がみられている[10]。

また、器質性EDに対するシルデナフィルの効果についても検討されており、例えば脊髄損傷では50 mgの投与より始めて100 mgに増量、あるいは25 mgに減量した結果、76%に勃起の改善がみられており(Giulianoら[11]、1999年)、糖尿病では投与量25 mg 50%、50 mg 52%(Priceら[12]、1998年)、50 mgより始め、適宜25 mgまたは100 mgに変更して勃起力56%に改善(Rendellら[13]、1999年)、前立腺癌根治手術後のEDに対して本剤50 mg投与で両側神経温存手術をした症例の80%に挿入可能となり、妻の満足度も80%(Zippeら[14]、1998年)、また同じく前立腺癌根治手術後のEDで50 mgより始め、必要に応じて100 mgまで増量し両側神経温存で全体で27%が効果があったとしており、年齢の若い(46〜55歳)群では83%が有効であり、年齢と関係するとしている(Zagajaら[15]、1999年)。また、これまで硝酸薬は使用していなくても心血管系疾患にはバイアグラは使用されなかったが、Olsson[16]によると二重盲検プラセボ対照試験を行い(224例の心血管系障害者、内高血圧合併83%、心筋梗塞既往19%、冠動脈疾患17%、狭心症17%、バイパス手術既往14%、末梢血管疾患12%、うっ血性心不全5%などで、約半数が複数の心血管系疾患を有していた)、シルデナフィル50 mgで開始、効果や忍容性に応じて100 mgもしくは25 mgに変更した。その結果、プラセボ24%に対しシルデナフィル71%と極めてよい

表 24. 随伴症状発現件数(試験薬との因果関係を否定できないもの)

	プラセボ (n：62)	25 mg (n：60)	50 mg (n：58)	100 mg (n：65)
ほてり	2	3	12	10
頭痛	2	2	5	2
頭重(感)		2	5	4
混迷		1	1	2
彩視症			1	3
光視(症)			1	2
動悸	1			2
消化不良		1		2

(発現件数 3件以上の症状を示した)(文献9より引用)

成績を示し、副作用として顔面紅潮17％、頭痛15％、呼吸困難感4％と重篤な合併症は一例もなかったと報告している。同様にHerrmannら[17]も重篤な冠動脈疾患を有する14例(平均年齢61歳、参加者はすべて1枝以上の冠動脈に重度の狭窄を有し、血管形成術を受ける予定の患者で高血圧57％、糖尿病43％、および喫煙57％などであり、これら患者は症状が安定していたためシルデナフィル投与前24時間以上硝酸薬の使用は中止した)にシルデナフィルを投与し心血管系機能への影響を検査したが、特に冠動脈に対する有意な影響はなく、副作用も認められなかったと報告している。

このように器質性EDのかなりの症例が本剤の投与で改善することが明らかとなった。

iii 随伴症状

わが国で行われた臨床試験の際の随伴症状の発現件数をみると血管拡張作用によると思われる顔面のほてり(プラセボ3.2％、25 mg 5.0％、50 mg 20.7％、100 mg 15.4％)、頭痛と頭重(プラセボ3.2％、25 mg 6.7％、50 mg 17.2％、100 mg 9.2％)などが主なもので、このほか視覚異常が中等あるいは高用量群で少数例みられているが(PDE 6は網膜錐体細胞、網膜桿体細胞に存在し1/10の阻害効果を有するので高用量では視覚異常が発現すると考えられている)、これら随伴症状は重篤なものはなく、いずれも一過性であった(表24)。その後臨床の場で広く使用されているが、発売後10カ月の全国調査の折の随伴症状の発現率をみると25 mg投与で5.9％、50 mgで7.1％であり、その内訳は顔面のほてり50％、頭痛18％、動悸9％、視覚障害6％などで重篤なものは認められず、本剤の使用症例が増加しても随伴症状の発生率はむしろ減少傾向にあり、医師の処方により正しく使用すれば極めて安全性の高い薬剤であることがわかった。

iv 投与上の留意点

使用上最も注意すべき点は、本剤の薬理作用から硝酸剤あるいはその他のNO供与剤を併用すると血圧下降作用を増強する危険があるので、これら薬剤との併用は禁忌になっている。このほか本剤あるいは、添加物に過敏症のある者、性行為そのものが不適当な症例、重度の肝機能障害のあるもの、低血圧(血圧が90/50 mmHg以下)、また治療による管理が行われていない高血圧症(安静時血圧170/100 mmHg以上)、脳梗塞、脳出血や心筋梗塞の

表 25-1. 日本性機能学会のバイアグラ® 処方に関するガイドライン

日本性機能学会ガイドライン

Sildenafil(Viagra™)処方に関するガイドライン

投与対象：20歳以上の男性(20歳未満でも結婚している場合は別途考慮する)で勃起障害(erectile dysfunction；ED)を訴え、しかも本人であることが確認(運転免許証、パスポート、身分証明書、健康保険証等で)できた患者。ただし、投与禁忌例、性欲の減退に対して、もしくはEDの治療以外の目的に使用を希望する患者、あるいは主治医が本剤の使用は適当でないと判断した患者は除外する。

投与方法：Sildenafil(Viagra™)25 mg あるいは 50 mg を性交の1時間前に服用させる。これで効果がなくても追加投与しない(1日の投与は1回、1錠とし、投与間隔は24時間以上とする。効果がなくても追加服用しないよう指導する)。また、高齢者(65歳以上)、肝機能障害のある症例および重度の腎機能障害(Ccr<30 ml/min)のある患者については本剤の血漿中濃度が増加することが認められているので 25 mg を開始用量とする。なお食後に服用すると吸収の関係で効果が発現するまでに時間がかかることがある。

患者への説明と同意：Sildenafil(Viagra™)投与前にPfizer製薬が患者用に作成したパンフレット"バイアグラ錠を適性にご使用いただくために"を手渡し、必ず読むよう勧めると同時に本剤の作用機序、予想される効果、副作用などを十分に説明し、患者が納得し、本剤の使用に同意を得ておく。これらのことはカルテに正確に記録しておく。なお、自分で作成した承諾書(表 25-2)などに患者のサインを求めカルテに添付し保管するのが望ましい。

投与カード：投与カードを発行し、患者に携帯させることが望ましい。様式は特に定めないが例を参照されるとよい。
例：右□内

投与禁忌症例：次の患者には投与しない。
1. 本剤の成分に対して過敏症のある患者
2. 硝酸剤(ニトログリセリン、硝酸イソソルビドなど)あるいは一酸化窒素供与剤(ニコランジルなど)を投与中の患者(内服、注射、貼付薬、舌下錠など)
3. 心血管系障害を有するなど性行為が不適当と考えられる患者
4. 重度の肝機能障害のある患者
5. 低血圧の患者(血圧<90/50 mmHg)または治療による管理がなされていない高血圧患者(安静時収縮期血圧>170 mmHgまたは安静時拡張期血圧>100 mmHg)
6. 脳梗塞、脳出血や心筋梗塞の既往歴が最近6カ月以内にある患者
7. 網膜色素変性症患者

> 医療機関担当者へ
> 患者氏名：　　　　　年齢
> 住所：
> Tel：　　　　Fax：
> 本患者は sildenafil(バイアグラ)を服用しています。バイアグラ服用後24時間以内の硝酸剤(ニトログリセリン、硝酸イソソルビドなど)あるいは一酸化窒素供与剤(ニコランジルなど)の使用はさけて下さい。
> 医療機関名：
> Tel：　　　　Fax：
> 担当医　　　　　　　印

慎重投与症例：次の患者には慎重に投与する。
1. 陰茎の構造上欠陥(屈曲、陰茎の線維化、Peyronie病など)のある患者
2. 持続勃起症の素因となり得る疾患(鎌形赤血球性貧血、多発性骨髄腫、白血病など)のある患者
3. 出血性疾患または消化性潰瘍のある患者
4. 高齢者(65歳以上)
5. 重度の腎機能障害(Ccr<30 ml/min)のある患者
6. 肝機能障害のある患者
7. 非特異的チトクロームP450 3A4阻害薬剤(シメチジンなど)、特異的チトクロームP450 3A4阻害剤(エリスロマイシン、ケトコナゾール、イトコナゾールなど)、チトクロームP450 3A4誘導薬(リファンピシンなど)を投与中の患者
8. 降圧剤(アムロジピンなど)を服用中の患者
9. メラニン親和性を有し眼に影響する薬剤(フェノチアジン、フェニトイン、クロロキンなど)を服用中の患者
10. 血管拡張剤カルペリチドを投与中の患者

副作用が発生した場合の対応：
1. 誤って本剤と硝酸剤あるいは一酸化窒素供与剤を併用し著しい血圧低下をきたした場合の対処法
   この場合の血圧の低下は血管の拡張によると考えられるので、まずトレンデレンブルグ体位をとらせ、血漿あるいは適切な電解質溶液などの輸液により循環血流量を増加させる。これによっても血圧の回復がない場合や緊急を要する場合は末梢血管収縮薬(静注αアドレナリン作動薬フェ

ニレフリン(ネオシネジン)}を慎重に使用する。また血圧維持のため α ならびに β アドレナリン作動薬 {ノルエピネフリン(ノルアドレナリン)} を使用する。ただし、これによって急性虚血性心疾患を悪化または誘発する危険があることを知っておかなければならない。これでも血圧の回復がおもわしくない場合は他の疾患を合併していることも考えられるので、時期を失することなく速やかに総合的な治療のできる施設に移送する。

2. 本剤服用中に急性冠動脈虚血症候群(狭心症、不安定狭心症、急性心筋梗塞)を起こした場合の対処法

不安定狭心症、急性心筋梗塞では専門医のいる施設に速やかに移送する。ただし、バイアグラ服用後24時間以内は硝酸剤(ニトログリセリン、硝酸イソソルビドなど)あるいは一酸化窒素供与剤(ニコランジルなど)の使用は禁忌である。

3. 陰茎持続勃起症の対処法

6時間以上痛みを伴う勃起が続く場合は放置せず22ゲージ翼状針を陰茎海綿体(陰茎背面中央部には血管、神経などが走っているのでこの部位を避け、10～11時あるいは1～2時の部位より針を刺す。なお左右の陰茎海綿体は互いに交通があるので左右いずれの海綿体に針を刺してもよい)に刺入し、中の血液を吸引除去する。次いで血管収縮剤のアラミノン1アンプル10 mgを生食2 ml以上に溶解し、その1/2アンプル5 mgをゆっくり海綿体内に注入する(急速に注入すると急激な血圧の上昇や不整脈がみられる危険がある)。これで勃起がおさまらない場合はしばらく間隔をおいて同量注入してみる。また、アラミノンの代わりにエホチールやノルアドレナリンを使用してもよい。これでも勃起が消失しない場合は専門医に治療を依頼する。

4. 顔面紅潮、頭重、頭痛、消化不良、視覚異常などが出現した場合の対処法

まず本剤を減量してみる。これでも症状が続くようなら本剤の使用を中止する。

本剤の投与が無効あるいは治療に困難を感じた場合の対応:

EDを専門に扱える医師に治療を依頼する。

平成11年3月17日

日本性機能学会「Sildenafil(Viagra™)処方に関するガイドライン作成委員会」
　委員会委員(ABC順、敬称略)
　石井延久(東邦大学医学部泌尿器科)、石藏文信(大阪大学医学部第一内科、循環器専門委員)、石津　宏(琉球大学医学部精神衛生学、西部支部長、倫理委員長)、守殿貞夫(神戸大学医学部泌尿器科、中部支部長、教育委員長)、丸茂　健(東京電力病院泌尿器科、幹事長)、永尾光一(東邦大学医学部泌尿器科)、斉藤　徹(東邦大学医学部大森病院救命救急センター、救命救急専門委員)、佐久間一郎(北海道大学医学部循環器内科、循環器専門委員)、滝本至得(駿河台日本大学病院泌尿器科、東部支部長)、白井將文(博慈会記念総合病院泌尿器科、理事長)

参考文献

1) バイアグラ　ハンドブック．ファイザー製薬株式会社，1999年2月．
2) 新医薬品の「使用上の注意」の解説：勃起不全治療剤バイアグラ® 錠25 mg, 50 mg, ファイザー製薬株式会社，1999年2月．

表 25-2. バイアグラ® 処方承諾書

1. 私はバイアグラについて医師より十分説明を受け、また患者用パンフレットを受け取り、よく理解しました。
2. 私は医師に過去と現在の病気について正直に話しました。
3. 私は現在使用している薬(飲み薬、舌下錠、貼り薬、注射、吸入薬など)についてすべて医師に伝え、不明な薬はありません。なお、私の使用している薬は患者用パンフレットの併用禁忌薬リストに載っていないことを自分でも確認しました。
4. 私は他の診療科・医療機関を受診するときバイアグラ投与カードを提示しバイアグラを服用していることを医師に伝えます。
5. 私はバイアグラを服用し、バイアグラ投与カードを常に携帯していることをパートナーにあらかじめ伝え、体調不良になった時には医師にバイアグラの服用が確実に伝わるようにしておきます(心臓発作時、救急医療機関では、まっ先に硝酸薬が使われるので危険です)。
6. 私は心臓発作時、硝酸薬が使用できず他剤を用いざる得ない場合、硝酸薬と同等の効果が得られないこと、さらに心臓発作時にバイアグラが原因で死に至ることがあることを承知しました。
7. 私は普段と異なる環境下や普段のパートナー以外との性交では、心血管障害発生の危険が増加す

ることをよく理解しました。
8．私はバイアグラを他人に渡しません。
9．私は常用量(1日1錠)を守り、効果がなければ医師に相談します。
10．私は健康チェックで問題が発見されればバイアグラの服用を諦め、他の治療法を選択します。

　　　　　　　　　　　　　　　　　　　　　平成　　年　　月　　日
　　　　　　　　　　　　　　　　　　　　　本人署名：

（この表はあくまで参考で内容は各自で作成すればよい）

表 26-1．日本循環器学会のバイアグラ® の治療に関するガイドライン

バイアグラの心血管問題検討委員会
（第二報）

日本循環器学会、日本救急医学会、日本心臓病学会、日本性機能学会

委員長
京都大学医学研究科循環病態学　　　　　篠山　重威

委　員
東邦大学医学部泌尿器科　　　　　　　　石井　延久
大阪大学医学部保健学科　　　　　　　　石藏　文信
東邦大学医学部第二内科　　　　　　　　上嶋権兵衛
慶応義塾大学医学部呼吸循環器内科　　　小川　聡
日本大学医学部第二内科　　　　　　　　上松瀬勝男
九州大学医学部泌尿器科　　　　　　　　木元　康介
北海道大学医学部循環器内科　　　　　　佐久間一郎
国立循環器センター内科心臓血管部門　　野々木　宏
京都大学医学研究科循環病態学　　　　　松森　昭
日本医科大学救急医学　　　　　　　　　山本　保博

Sildenafil(商品名：Viagra)の治療に関して

　わが国でも sildenafil(商品名：Viagra)が勃起不全(Erectile Dysfunction：ED)治療薬として認可された。
　ED はわが国でも有病率が高く、sildenafil がかなりの頻度で処方されるものと予測される。sildenafil は5型フォスフォジエステラーゼ(PDE)の阻害薬であり、単独で使用された場合、弱い硝酸薬と類似した薬理作用を示す。ED 治療薬としての効果は、陰茎海綿体で生成される一酸化窒素(NO)の作用を増強し、静脈洞の拡張を持続させることに起因する。
　一方、5型 PDE は血管平滑筋にも存在するため、sildenafil の服用により内因性の NO である内皮由来弛緩因子の作用が増強され、副作用として血管拡張による顔面紅潮、頭痛、低血圧などが起こりうる。
　循環器専門医と sildenafil との関連としては、虚血性心疾患や心不全の治療薬として循環器専門医が頻用する硝酸薬や NO 供与薬と sildenafil との併用により、sildenafil が血管系への NO の作用を増強する結果、過度の低血圧やショックを惹起してしまうことがある。
　次に sildenafil 使用後の性行為時に生じる重篤な合併症として虚血性心疾患発作や脳卒中の発生が挙げられる。これは、sildenafil の薬効により ED の改善された患者が、性行為時に身体に過度のストレスをかけることに起因すると考えられるが、そのため、本薬の使用禁忌として「心血管系障害を有するなど性行為が不適当と考えられる患者」が挙げられている。
　虚血性心疾患の危険因子である糖尿病、高血圧や動脈硬化は ED の促進因子でもあり、また虚血性心疾患例に処方される β 遮断薬による薬剤性 ED の発症も少なくないことから、循環器専門医が自身の患者から sildenafil 投与の可否を尋ねられる機会、また循環器専門医のもとへ他科の医師から sildenafil 投与の可否に関する紹介がくる機会が多くなるものと推察される。
　また救命救急センターや CCU においては、sildenafil 服用患者が急性冠症候群を発症した場合、服用24時間以内は硝酸薬および NO 供与薬の使用が禁じられているので、治療に際して本薬服用の有無と服用時刻の確認に細心の注意が必要となり、また硝酸薬を用いない治療を考慮しなければならない。
　さらに、硝酸薬と sildenafil とを併用し、重篤な状況となった患者への治療を行う場合も想定される。以上の状況に鑑み、当検討委員会として循環器専門医向けに「sildenafil の治療に関するエキスパートコンセンサスレポート」を作成すべく専門委員会を設置し、以下にまとめた。

目　次

1．sildenafil(Viagra)の処方(一般医家向け)
2．副作用が発生した場合の対応(一般医家向け)
3．sildenafil(Viagra)処方の可否判定に関して(循環器専門医向け)
4．sildenafil 使用中の患者が狭心症、不安定狭心症、急性心筋梗塞、心不全で移送されてきた場合の対応(循環器専門医向け)

1．sildenafil(Viagra)の処方(一般医家向け)

投与対象：20歳以上の男性で勃起障害(erectile dysfunction：ED)を訴え、しかも本人であることが確認できた患者とする。

ただし、投与禁忌例、性欲の減退に対してもしくは ED の治療以外の目的に本剤の使用を希望する患者、あるいは主治医が本剤の使用は適当でないと判断した患者は除外する。

投与方法：sildenafil(Viagra)25 mg あるいは 50 mg を性交の 1 時間前に服用させる。

これで効果がなくても追加投与しない。

一日の投与は 1 回、1 錠とし、投与間隔は 24 時間以上とする。また、高齢者(65 歳以上)、肝機能障害のある者および重度の腎機能障害(Ccr<30 ml/min)のある患者については 25 mg を開始用量とする。

なお食後に服用すると吸収の関係で効果が出現するまでに時間がかかる。

患者への説明と同意：sildenafil(Viagra)投与前にファイザー製薬が患者用に作成したパンフレット「バイアグラ錠を適正にご使用いただくために」を手渡し、その内容を説明し、自らも必ず読むように指導すると同時に、本薬の作用機序、予想される効果、副作用等を十分に説明し、理解と同意を得る。これを文書により確認する方法もある。この場合、平易な表現のチェックリストの形式を利用すれば、より具体的に患者の理解と同意が、確認できる。参考例を巻末に示す。

＊「バイアグラ錠を適正にご使用いただくために」の中には救急医療に関する以下の項目が網羅されている。

1．硝酸薬使用者ではバイアグラ使用が禁忌である。
2．性行為により、特に心臓に関する持病のある方(狭心症や重度の心血管障害・心不全)や脳血管に病気のある方(脳出血、脳梗塞など)は、死に至ることがある。
3．バイアグラ錠を服用後に心発作が起きた場合には硝酸薬を使用できない。
4．上記 3 の際に救急医療機関で治療を受ける場合は、医師などにバイアグラ錠を服用した時間を伝える。
5．バイアグラの使用を家族やパートナーにも伝え、上記 4 が本人では不可能の際には、医師などにバイアグラの使用を伝達できるようにする。
6．もしバイアグラの使用が医師に伝わらない場合、硝酸薬を使用され、血圧が低下し、死に至ることがある。
7．バイアグラ錠を服用後に狭心症発作が起きた場合には、硝酸薬を使用できないため、治療に他の薬剤を用いなければならないことがあり、その場合には硝酸薬と同様の効果が得られない場合がある。

2．副作用が発生した場合の対応(一般医家向け)

A．誤って sildenafil と硝酸薬あるいは NO 供与薬を併用し、著しい血圧低下をきたした場合の対処法
  1．患者をトレンデンブルグ位(下肢挙上位)とする。
  2．血漿あるいは電解質輸液により循環血液量を増加させる。
  3．末梢血管収縮薬として、ネオシネジン、エホチールあるいはノルエピネフリンを投与する。またドパミンやドブタミンを一時的に使用してもよい(注：具体的な用量は後述する)。
  4．上記 3 まで処置を施しても血圧が回復しない際は、速やかに総合的治療の可能な救急施設に移送する。

B．sildenafil 使用後に急性冠動脈症候群(狭心症、不安定狭心症、急性心筋梗塞)を起こした場合の対処法
  1．専門医のいる施設に速やかに移送する。ただし、sildenafil 服用後 24 時間以内は硝酸薬(ニトログリセリン、硝酸イソソルビド、硝酸薬含有薬であるニプラジール)あるいは一酸化窒素供与薬(ニコランジル、ニトロプルシド)の使用は禁忌である。

C．持続勃起症の対処法
  1．泌尿器科専門医へコンサルトをする

3．sildenafil(Viagra)処方の可否判定に関して(循環器専門医向け)
　A．虚血性心疾患の疑いのある患者、および硝酸薬/NO供与薬を使用していない安定した虚血性心疾患患者の場合
　　ACC/AHAのsildenafilに関するエキスパートコンセンサスドキュメントでは、5～6 METS以上の運動ができれば、性行為中の虚血のリスクは少ないとされている。運動負荷試験により5～6 METSの運動によっても虚血が誘発されず、また血圧反応の異常が発生しない場合は、その旨をsildenafilを処方する医師に通知する。
　　しかし、性行為時には7 METS以上の負荷がかかる場合もあることが報告されているので、sildenafil服用可能とは回答せずに、紹介患者は何METSまで虚血の兆候がなく、血圧反応にも異常は認められなかったと回答すべきであろう。
　　sildenafil服用の最後決定は循環器専門医ではなく、sildenafilを処方する医師と患者の意志に委ねるべきである。
　B．硝酸薬/NO供与薬を使用している虚血性心疾患および心不全患者
　　sildenafil投与は禁忌である。
　C．その他の心疾患患者
　　中等症以上の心不全患者ではsildenafilの使用を慎重にすべきと考えられる。
　　紹介患者にはその重症度を記載(例えばEjection FractionやNYHA分類など)すべきであろう。また、運動負荷検査を行った場合も、その結果を報告するにとどめるべきである。
　D．一般検査、診察で特に心血管疾患が疑われない患者をすべて循環器医の診察にまわすのは、適切ではない。

4．sildenafil使用中の患者が狭心症、不安定狭心症、急性心筋梗塞、心不全で移送されてきた場合の対応(循環器専門医向け)
　＊搬入された場合は、患者本人あるいは同伴者にsildenafil使用の有無を確認する。
　A．患者がsildenafilを24時間以内に使用しており、軽度の狭心症の場合。
　　1．硝酸薬、ニコランジルの使用は避ける。
　　2．狭心症発作にはβ遮断薬(ニプラジロール以外)、カルシウム拮抗薬(例えばジルチアゼムの静注)にはsildenafilとの相互作用が認めておらず使用可能と思われる。
　B．患者がsildenafilを24時間以内に使用しており、不安定狭心症の場合。
　　1．不安定狭心症症状を有する患者は原則として入院治療を行う
　　　薬物治療(アスピリン、ヘパリン、Ca拮抗薬、β遮断薬)を行い、心臓の合併症または死亡のリスクが高いと判断された患者は、冠動脈造影を実施し、侵襲的治療の適応を考慮する。
　　2．sildenafil服用後24時間以内の硝酸薬、ニコランジル、他類似薬(NO供与薬)の使用は避ける(sildenafilの半減期が延長する場合には24時間以降でも注意)。
　　　注：β遮断薬(ニプラジロール以外)、カルシウム拮抗薬(ジルチアゼムなど)は使用可能である。
　C．患者がsildenafilを24時間以内に使用しており、心筋梗塞の場合。
　　1．急性心筋梗塞症が疑われる患者には迅速な診断と初期治療(酸素、鎮痛薬、アスピリン、ヘパリンの投与)を行い、ST上昇例は血栓溶解療法あるいはPTCAの適応となる。
　　　ST上昇がみられない患者は入院24時間は、アスピリン、β遮断薬、Ca拮抗薬、適量のACE阻害薬を投与し、患者により血栓溶解療法あるいはPTCAを実施する。
　　2．sildenafil服用後24時間以内の硝酸薬、ニコランジル、他類似薬(NO供与薬)の使用は避ける(sildenafilの半減期が延長する場合に注意)。
　　3．β遮断薬(ニプラジロール以外)、アスピリン、鎮痛薬、ACE阻害薬はsildenafilとの相互作用がなく使用可能である。カルシウム拮抗薬(ジルチアゼムなど)もsildenafilとの相互作用が認められておらず使用を考慮してもよい。
　D．患者にsildenafilが投与されているものの、服用の有無が不明の場合。
　　1．硝酸薬を投与する場合は、血圧をモニターしながら低用量から開始する。カルシウム拮抗薬(例えばジルチアゼムの静注)も考慮。
　　2．硝酸薬投与により血圧の低下が見られなければ、通常の治療を開始する。
　　3．硝酸薬投与により著明な血圧低下が発生すれば、sildenafilを服用していたと考えられるので、下記Eの治療を施し、上記ABCの治療を行う。
　E．患者がsildenafilと硝酸薬、NO供与薬を併用し、著明な低血圧を起こしたとき。
　　1．患者をトレンデンブルグ位(下肢挙上位)とする。
　　2．血漿あるいは電解質輸液により循環血液量を増加させる。

3．末梢血管収縮薬として、ネオシネジンまたはエホチールあるいはノルエピネフリンを投与する。またドパミンやドブタミンを一時的に使用してもよい（注：具体的な用量は後述する）。ドパミン、ドブタミン、ノルエピネフリンには血圧、心拍が上昇し、虚血を誘発する恐れがあることに留意して使用すること。
4．IABP を使用する。
   注：カテコラミンの使用方法
1．塩酸エチレフリン（エホチール）の使用例
   1 A（10 mg）を生食で 10 m*l* に希釈し、3〜4 m*l* 静注し、効果がなければ残量を静注
2．塩酸フェニレフリン（ネオシネジン）の使用例
   1 A（1 mg）を生食で 10 m*l* に希釈し、1〜2 m*l* を静注
3．ノルアドレナリンの使用例
   3 A（3 mg）を 5％糖液で 100 m*l* に希釈し、持続点滴で 0.1〜0.5 μg/kg/min 体重 60 kg で 12〜60 m*l*/時間
4．ドパミン（イノバン）、ドブタミン（ドブトレックス）
   2 A（200 mg）を 5％糖液で 100 m*l* に希釈し、1〜10 μg/kg/min で持続点滴
   注：ジルチアゼム（ヘルベッサー）注射薬の使用方法
       1．虚血発作時には、1 A（10 mg）を、血圧を測定しながら 3 分間で静注する。
       2．虚血の予防には、ジルチアゼムの点滴 1〜5 μg/kg/min を使用する。点滴用ヘルベッサー 5 A（250 mg）を 5％糖液で 500 m*l* に希釈する。体重 60 kg で 7〜35 m*l*/時間

本編は本来 Japanese Circulation Journal の和文誌（年 3 回発行）に載せるべきものですが、社会的緊急性があるので会告に掲載します。

（日本循環器学会）（会告 1999 No.10）

既往が最近 6 カ月以内にあった症例、網膜色素変性症などは絶対禁忌になっている。慎重に投与した方がよい症例や本剤の投与後、また使用中に副作用が生じた際の対処法についても十分知ったうえで本剤を使用することが大切である。本剤はその薬理作用から性欲を高める効果は全くないので、性欲のない症例ははじめから本剤の適用外であることを知っておくことが大切である。実際に本剤を処方する前に必ず本剤の使用説明書をよく読むのと、日本性機能学会から出ているバイアグラ処方に関するガイドライン[18]や日本循環器学会から出ているバイアグラの治療に関するガイドライン[19]を読むようにする（表 25、26）。

❷ その他の経口薬

ⅰ 現在開発中の経口薬

現在、末梢性に作用する薬剤としてメシル酸フェントラミン（バゾマックス®）、また中枢に作用する塩酸アポモルフィンが開発中である。

フェントラミンはこれまでも塩酸パパベリンと併用して陰茎内へ直接注射する薬として使用されてきて、目新しい薬ではないが、経口薬としての臨床成績では Goldstein ら[20]によるとプラセボとの二重亡検法により勃起が改善したのは、フェントラミン 40 mg で 36.0％、プラセボ 26.0％で両者には有意差がみられ、副作用も鼻炎 3.7％、頭痛 2.9％、頻脈 1.45％、めまい 1.9％であり軽度から中等度の ED の治療に有効であると述べている。次に、主に D_2 ドーパミン受容体を賦活する塩酸アポモルフィンであるが、Padma-Nathan ら[21]によりるとプラセボとの二重亡検法での成績では性交に際して腟内挿入に十分な勃起が得られた割合はアポモルフィン 2 mg 45.8％（プラセボ 32.2％）、4 mg 52.0％（プラセボ 35.0％）、6 mg 59.7％（プラセボ 34.2％）であり、いずれもプラセボに対し有意な効果がみられたとしている。ただ最も多い副作用は嘔気で 2 mg で 2.1％、4 mg で 21.5％、6 mg 41.1％（プラセボ 2.8％）、特に 6 mg 投与の 2.1％に重篤な嘔気が認められたと述べてい

表 26-2. 日本循環器学会のガイドライン　参考資料

問　診　票

1. 以前、薬によって過敏症状（発疹、発赤、かゆみ、その他のアレルギー症状）をおこしたことがありますか？ ………………………………………………………□ はい　□ いいえ
2. 心臓の病気などでニトログリセリンなどの硝酸剤（舌下錠、貼り薬、塗り薬、スプレーなどを含む）を使用していますか？ ……………………………………□ はい　□ いいえ
3. 心血管系の病気（狭心症、心筋梗塞など）がありますか？ …………………□ はい　□ いいえ
4. 肝臓の病気がありますか？ …………………………………………………………□ はい　□ いいえ
5. 低血圧あるいは高血圧といわれたことがありますか？ ……………………□ はい　□ いいえ
6. 脳梗塞あるいは脳出血をおこしたことがありますか？ ………………………□ はい　□ いいえ
7. 網膜色素変性症と診断されたことがありますか？ ……………………………□ はい　□ いいえ
8. 陰茎の病気（屈曲、しこりなど）がありますか？ ……………………………□ はい　□ いいえ
9. 血液の病気（鎌状赤血球性貧血、多発性骨髄腫、白血病など）がありますか？
　………………………………………………………………………………………………□ はい　□ いいえ
10. 他の勃起障害治療薬（薬、器具、手術など）を行ったことがありますか？ ……□ はい　□ いいえ
11. 出血性の病気あるいは消化性潰瘍がありますか？ ……………………………□ はい　□ いいえ
12. 腎臓の病気がありますか？ …………………………………………………………□ はい　□ いいえ
13. 他に使用中の薬がありますか？ ……………………………………………………□ はい　□ いいえ
14. 他の診療科あるいは他の医療機関を受診する際には、バイアグラを服用していることを申し出るか、または何らかの方法で確実に医師に伝えるようにして下さい。…………………………………………………………………………□ はい　□ いいえ
15. バイアグラの服用後に4時間以上勃起が続く場合は、すぐに医師に連絡して下さい。 ……………………………………………………………………………□ はい　□ いいえ
16. バイアグラは催淫剤（性欲増進を目的とした薬）ではありません。性的刺激を受けなければ勃起しません。ご理解いただけましたか？ ………………□ はい　□ いいえ
17. バイアグラの服用後は、自動車や機械の運転操作には注意して下さい。……□ はい　□ いいえ
18. 食事中あるいは食直後の服用では、バイアグラの効果が遅れて出ることがあります。ご理解いただけましたか？ ………………………………………………□ はい　□ いいえ
19. バイアグラは性行為の約1時間前に服用し、1日1回までで、次の服用は24時間以上あけて下さい。 ……………………………………………………………□ はい　□ いいえ
20. バイアグラを他の人に譲り渡さないで下さい。 ………………………………□ はい　□ いいえ
21. 性行為は心臓に負担をかけます。無理はしないようにしましょう。 ………□ はい　□ いいえ

上記の項目については、私が記入しました。

平成　　　年　　　月　　　日

　　　　　　　　　　　　　　　　　　　　　　　　　　　　　署名

る。なお本剤の舌下投与により嘔気は軽減されている。

　今後、このほかにもEDに対する末梢あるいは中枢薬の開発が急速に進むものと思われる。

　以下、二重盲検法により薬効評価は行われていないが、これまでEDに試みられてきた経口薬を述べることにする。

ii　漢方薬

　八味地黄丸、補中益気湯、桂枝加竜骨牡蠣湯、柴胡加竜骨牡蠣湯、の4種類が保険の適用になっているが、その効果については報告者によりまちまちである。

iii 塩酸トラゾドン(レスリン®)

中枢でのセロトニン再取り込み阻害作用に基く抗うつ薬として使用される薬剤であるが、α遮断作用もある。本剤の勃起の作用は中枢性というよりα遮断作用による海綿体平滑筋の弛緩による勃起作用であるとされている。プラセボとの比較試験では有効[22]と、有意差はない[23]とする報告があり、結果は必ずしも一致を示していない。

iv PGE₁(プロレナール®)やPGI₂(ドルナー®)

経口 PGE₁ は PGE₁ の海綿体注射や経尿道的投与のように勃起効果は得られていない。

v マイナートランキライザー

ブロマゼパム(レキソタン®)、メタゼパム(レスミット®)、ニトラゼパム(セルシン®)などが不安傾向やノイローゼ傾向の強いED症例に有効のことがある。

vi ヨヒンビン

α₂遮断作用を有し、作用機序はよくわかっていないが、中央アフリカで催淫剤として古くより使用されている。最近のプラセボとの比較試験で有意差がないという報告が多いようである。わが国では臨床試験は行われていない。

2)注射薬

❶ 血管拡張薬

フランスの Virag ら[24]により塩酸パパベリンの陰茎海綿体注射法(サイドメモ2)が開発され、確実な ED 治療薬として全世界に普及したが、持続勃起症の発生(サイドメモ8)、海綿体の線維化などから次第に PGE₁[25](プロスタンデイン®、パルクス® など)の海綿体注

サイドメモ8

「ICI 後の持続勃起症(priapism)の対処法」

持続勃起症は一般に6時間以上持続する痛みを伴う勃起をさし、できるだけ早く処置しないと海綿体組織に変化をきたし、以下に述べるような治療法では回復しなくなり、器質性EDに陥る危険がある。

1　22ゲージの翼状針を使用し、9～10時、2～3時の方向から刺入し、まず陰茎海綿体内の血液を十分脱血する(ICI に使用した薬液、例えばパパベリンなどが高濃度に残っていることが多いので)。その後生食で灌流する。

2　アルファー交感神経刺激剤(酒石酸メタラミノール：アラミノン® 10 mg、1 A を生食 2 ml 以上に溶かし、その 1/2 A、5 mg を使用する。アラミノン® の代わりに塩酸エチレフリン® 2 mg、エピネフリン® 0.01～0.03 mg などでもよく、これを生食でうすめ翼状針より注入する。

これら薬剤は早く入れると血圧の急上昇、急性肺水腫、不整脈、心停止などが現れる危険があるので十分な注意が必要である。

3　これで症状が回復しなければ少し時間をおいて同量追加する。ほとんどの場合この処置で回復する。ただし発症後遅くも8時間以内に処置する必要がある。

4　以上の方法が無効の場合は鑑別診断後(ICI 後の持続勃起症は静脈閉塞性で陰茎海綿体内が虚血状態に陥っている)、亀頭―海綿体シャントもしくは動脈の塞栓術などの処置が必要になり、処置が遅れると高率に器質性 ED に陥るため治療は緊急を要するので、直ちに ED 専門の泌尿器科医に連絡して治療してもらう。

表 27. 血中テストステロン低下症例に対するテストステロン補充療法の効果

症状の変化	血中テストステロンのみ低下症例		血中テストステロン低下＋血管、神経障害症例		血中テストステロン低下を示した全症例	
	性交時の勃起（　）%	体調（　）%	性交時の勃起（　）%	体調（　）%	性交時の勃起（　）%	体調（　）%
改善	15(53.6)	21(75.0)	6(46.1)	6(46.1)	21(51.2)	27(65.8)
軽度改善	8(28.6)	0	5(38.5)	2(15.4)	13(31.7)	2(4.9)
不変	4(14.3)	7(25.0)	2(15.4)	5(38.5)	6(14.6)	12(29.3)
悪化	1(3.5)	0	0	0	1(2.5)	0
計	28(100)	28(100)	13(100)	13(100)	41(100)	41(100)

射に変わり、経口 ED 治療薬のクエン酸シルデナフィルの出現まで ED 治療法の第一選択薬として広く使用されてきた。ED 治療法の第一選択薬ではなくなった現在でも本剤は血管性 ED の鑑別診断法としていまだに広く使用されている。またクエン酸シルデナフィルの使用が不適当な症例でも使用できる利点がある。

❷ 男性ホルモン

われわれはテストステロン欠乏に伴う ED に対しホルモン補充療法（エナント酸テストステロン 125 mg を 2 週間ごとに筋肉注射）すると性交時の勃起が 51.2% 改善を認め、軽度改善 31.7% を含めると 82.9% がホルモン補充療法で効果がみられている。また体調や気力も 65.8% が改善し、軽度改善を含めると 70.7% が体調や気力の改善を認めた[26]（表 27）。

ただ、テストステロン投与中に前立腺癌が発生したという報告があるし、前立腺癌があるのを知らないでテストステロンを投与すると、癌が発育してしまう危険があるので、テストステロン使用前には必ず前立腺がんのないことを確認する必要がある。またテストステロン使用中も定期的に前立腺特異抗原（PA）やガンマーセミノプロテイン（γ-SM）などの前立腺腫瘍マーカーの測定を行い、これら腫瘍マーカーが上昇してこないか常に注意する必要がある。

3）経尿道薬

PGE_1（ミューズ®）を経尿道的に投与する治療法が欧米ではすでに実用化されているが[27]、クエン酸シルデナフィルの出現により尿道内に投与するという方法にも問題があって、あまり使用されなくなった。わが国ではまだ臨床試験が行われていない。

5
陰圧式勃起補助具療法

クエン酸シルデナフィル（バイアグラ®）が ED 治療法の第一選択としての地位を固めつつあるが、バイアグラが ED のすべての症例に効くわけではないし、硝酸薬や一酸化窒素供与薬を服用中など、バイアグラの禁忌症例も少なからず存在する。このような症例に対

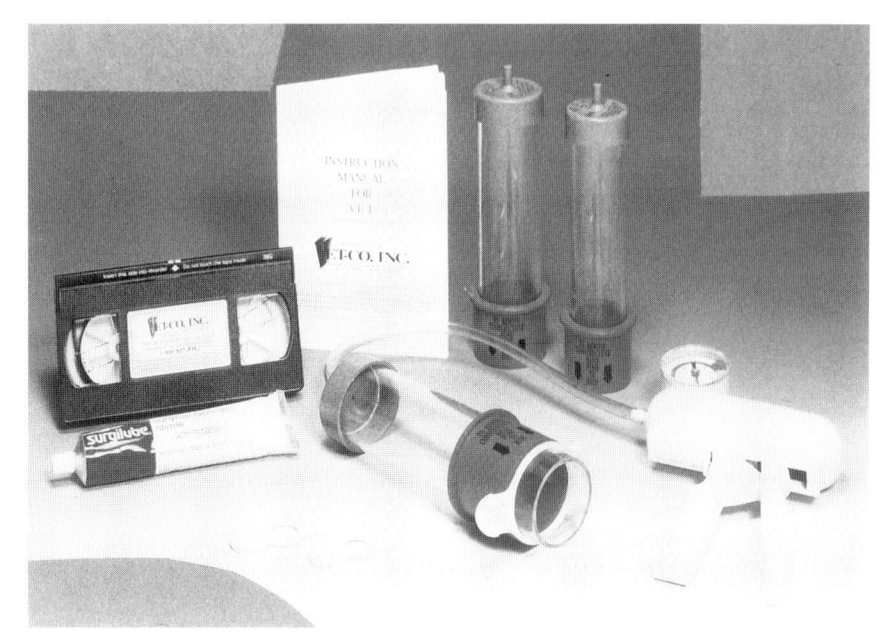

図 61. 陰圧式勃起補助具(EVD) 手動式ポンプの"ベトコ®"(アメリカ、Vetoco 社製)

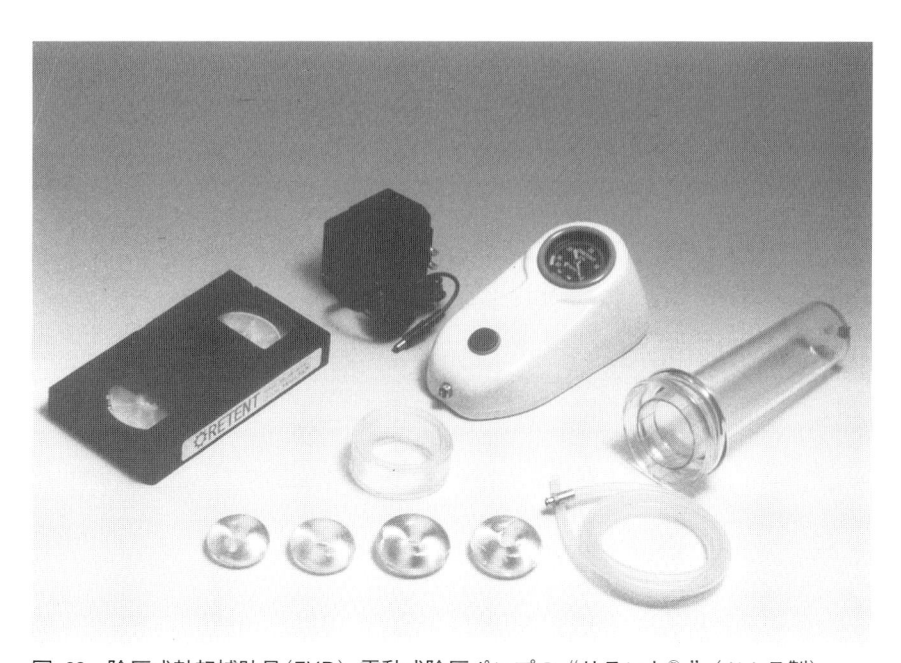

図 62. 陰圧式勃起補助具(EVD) 電動式陰圧ポンプの"リテント®"(ツムラ製)

し非侵襲的な治療法であるに陰圧式勃起補助具(external vacuum device:EVD あるいは vacuum constriction device:VCD などと略されている)が第二選択となる。

　本法の原理はプラスチックの円形の筒の中に陰茎を挿入し、ポンプで吸引して筒の中を陰圧にして陰茎内に十分血液が充満し勃起状態になった時に、あらかじめ筒の下端にセッ

トしておいた陰茎絞扼リングをスライドさせて陰茎根部を絞扼し、筒を除去して性交する。リングは30分以上絞扼しないように注意する。

現在まで、医療用具として日本で臨床試験が行われ、厚生省の使用承認が得られているものは3種類で、医師の処方で購入できる〔アメリカのベトコ® (ベトコ社製、手動式ポンプ) (図61)、日本のリテント® (ツムラ製、電動式ポンプ) (図62)とカンキ® (三井ヘルス社製、手動式ポンプ)がある〕。このほか現在臨床試験が終わり厚生省に承認申請中のものと臨床試験中のものがある。

本法は出血傾向のある症例や抗凝固剤(ワーファリン®など)などを使用している症例や、装置の操作が不可能な症例や(パートナーが装着してくれる場合は使用可能であるが)その他医師が不適当と判断した症例を除いてどのようなタイプのEDにも応用できる。

また、本法の利点は好きな時に好きなだけ何回でも使用が可能であり、重篤な副作用がなく、いつでもほかの治療法に変更可能な点である。さらに器械の構造がシンプルで、故障が少なく、長期に使用が可能で経済的な面からもメリットが大きい。

本法の欠点としては陰茎絞扼バンドによる疼痛や不快感があり、驚いて1回の使用であきらめてしまうこともある。通常は何回か繰り返して使用しているうちに慣れて、上手に使用できるようになる。また血流を止めているためパートナーが陰茎が冷たい感じがすると不満を訴えることがある。さらに射精障害(50%)[28]がみられることがある。また保険の適用外であるので患者の実費購入となることである。本法による性交可能になる率は報告者によっても異なるが70〜80%とされている[29)30)]。

6 外科的(観血的)治療法

外科的治療法には大別して血管外科療法と陰茎プロステーシス移植手術療法がある。

1) 血管外科療法

勃起は神経刺激により陰茎海綿体内への流入血液量の増加によって始まるが、これに続く流出静脈系の圧迫による流出量の減少によって完成される神経血管現象である。この流入動脈系または流出静脈系(海綿体自体を含む)に異常が認められる病態が血管性EDと総称され、それぞれの原因により動脈性EDまたは静脈性EDと呼ばれている。

i 動脈性EDの治療

動脈性EDは陰茎海綿体への流入血液量が不十分なために起こるもので、この流入血液量を増加させるような治療が必要となる。

a 骨盤内大血管の狭窄に対する血行再建術　粥状硬化症の増加に伴い、血管性それも内腸骨動脈など中枢動脈の閉塞に伴うEDも増加の傾向にあり、このような症例に対し、古くより種々なるバイパス手術が試みられ、最近では経皮的カテーテル操作による狭窄部を拡張する方法なども行われている[31)]。このような動脈病変は全身性に存在するのが一般的であるため、EDだけの目的で手術をするのはむしろ稀で、間歇的跛行などの治療の目的で手術を行った結果、EDも著明に改善されるという症例が大半である。

b **深陰茎背静脈の動脈化**　下腹壁動脈と深陰茎背静脈を吻合する場合[32]と、下腹壁動脈と陰茎背動脈、深陰茎背静脈の3本の血管を同時に吻合する方法[33)34]とがある。これらの方法は深陰茎背静脈を動脈化することにより陰茎海綿体への動脈血を増加させようとするものであるが合併症として陰茎亀頭の過血流、陰茎浮腫、持続勃起症、陰茎知覚低下などがみられる[35]。この手術の成功率は20～80%とばらつきが大きく[36]、それは診断基準、患者の選択、手術術式の違いなどによるとされている。

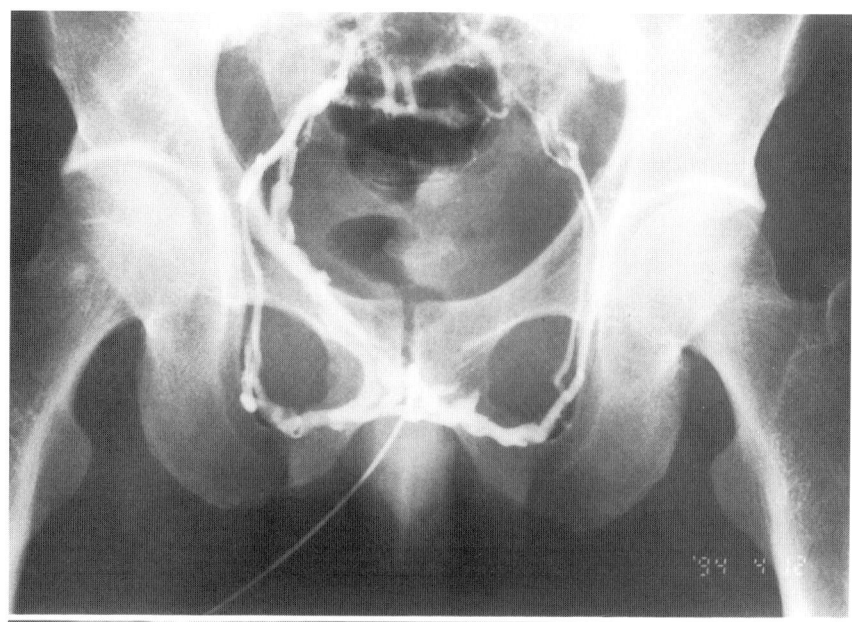

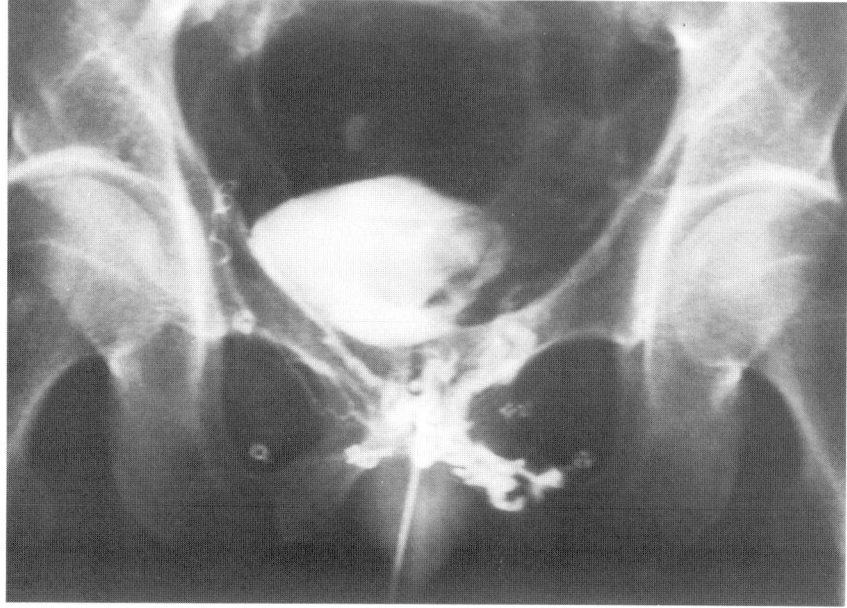

図 63. 静脈性EDに対するコイルによる塞栓術
上は術前：静脈系への著明な造影剤の流出がみられる。
下は術後：コイルにより塞栓され、静脈への造影剤の流出は殆んどみられない。

ii 静脈性EDの治療

流入動脈血が十分であるにもかかわらず、静脈系の閉鎖機構が十分に働かないために十分な勃起が得られないもので、これら症例に対する手術術式には①深陰茎背静脈切除術、②経皮的深陰茎背静脈塞栓術、③陰茎海綿体脚部結紮術などがある。

a 深陰茎背静脈切除術　初期には深陰茎背静脈のみの結紮が行われていたが、その後ここに注ぐ回旋静脈、海綿体洞への交通枝もあわせて結紮するようになった。

この手術の際に陰茎背神経および陰茎背動脈の損傷に気をつける必要がある。それは陰茎背神経の損傷で陰茎知覚障害がみられ、また陰茎背動脈障害で動脈性EDを引き起こす危険があるからである。また深陰茎背静脈切除術を単独に行うより後で述べる陰茎海綿体脚部結紮術と合わせて行うとより効果的である[37]。

b 経皮的深陰茎背静脈塞栓術　切開手術でなく経皮的穿刺によりカテーテルを深陰茎背静脈まで進め、コイルなどの塞栓物質で深陰茎背静脈を塞栓する方法であり、局所麻酔で行える利点がある[38]（図63）。

c 陰茎海綿体脚部結紮術　陰茎海綿体からの血液の漏れ（リーケージ）が主に脚の静脈からと考えられる場合は陰茎海綿体脚部結紮術が行われる。

これら静脈系の手術の欠点は再発率が高いことである。またその有効率も46〜88％と大きなばらつきがみられており、これは一つには検査方法や適応基準の違い、また観察期間の違いなどによるものと思われる。

平均5年の観察期間で再発率50％に達したとの報告もあり[39]、また手術後3年間の有効率が80％であったものが、5年目では50％、10年目ではわずか10〜20％に低下するとの報告もある[36]。これは現在海綿体機能低下に対する知識が不十分で、海綿体―静脈系閉鎖機能不全に対する根本的な治療法が開発されていないためである。現在のところ術後再発は避けられないと思われるが、十分な検査と正しい適用でよりよい手術成績が保持されるものと思われる。

2）陰茎プロステーシス移植手術療法

陰茎プロステーシス（支柱）移植手術はED治療の最終の手段として行われている。

本手術の適応にあたっては、ほかのすべての治療手段が無効であることをまず確認しなければならない。特に本法は本人のためというよりはパートナーを満足させるためのもので、プロステーシスを移植しても本人の性感を高めたり、オーガズムをよくしたりするものではないことを十分理解してもらうことが大切である。またパンフレットやビデオを利用して本術式がどのようなもので、その結果どのようになるか、さらに合併症やプロステーシスの寿命について容易に理解できる言葉で患者に十分説明し納得を得るようにする。患者は意外と本手術を誤解していたり、過剰な期待を持っている場合がある。

手術前に本人の同意を得るだけでなく、パートナーの同意を得ておくことが重要で、必ず文書にサインしてもらって、お互いに確認しあっておくことが後でトラブルにならないためにも必要である[40]。

i 陰茎プロステーシスの種類

陰茎プロステーシスには大別して2種類あり、インフレータブル型とノン・インフレー

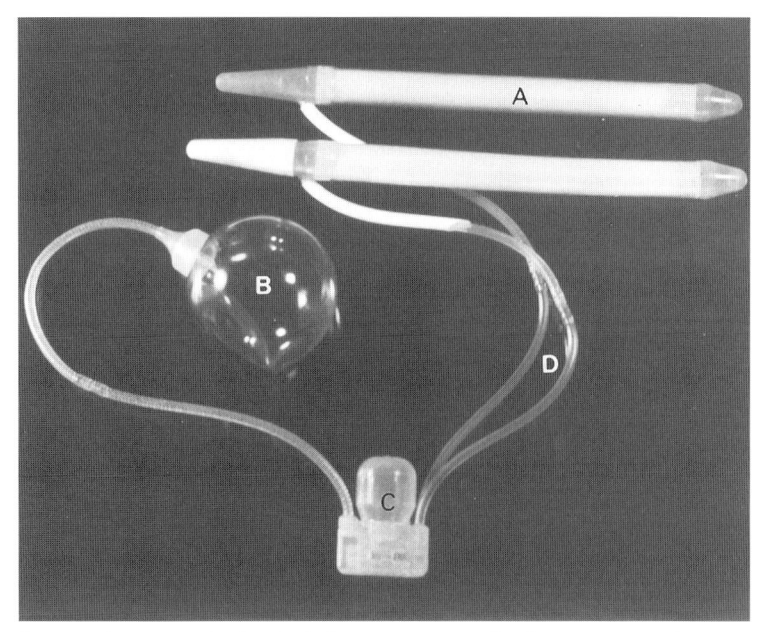

図 64. インフレータブルタイプの AMS 700 CX® プロステーシス（アメリカ、AMS 社製）
左右陰茎海綿体内に入るシリンダー(A)、血液の代用をする液を入れるタンク(B)、液をシリンダーに出し入れするポンプと弁(C)と、これら各部を連結するコネクティングチューブ(D)よりなる（タンクは膀胱上部，ポンプは陰茎内に入る）。ポンプ(B)を押すとタンク(C)内の液がシリンダー(A)内に移動し充満して生理的勃起に近い状態が得られ、不要になったらポンプの下部にある弁を押すとシリンダー内の液はタンクにもどり勃起状態は消失する。

タブル型である。両者ともさらにそれぞれ数種類あるが、わが国では臨床試験が行われ厚生省より使用承認が得られているのはノン・インフレータブル型の AMS 600® と Dura®-II の 2 種類とインフレータブル型は AMS 700 CX® の 1 種類の計 3 種類のみである。その選択は患者の希望が第一であるが、その装置が患者に手術可能かなど術者の判断も加わって最終決定される。

　a インフレータブル型 AMS 700 CX® プロステーシス　わが国で使用されている AMS 700 CX®（アメリカ、American Medical Systems 社製）は左右陰茎海綿体内に入るシリンダー、陰嚢内に入れるポンプと弁、血液の代用をする液を入れるタンク（リザバー）が膀胱の手前に入る。そしてこれら各部を結ぶコネクテイングチューブからなっている（図64）。これらは出荷時すでに消毒されているので改めて消毒する必要はない。

　インフレータブル型はこのように多くのパーツから構成されているので手術はノン・インフレータブル型より複雑で入院して行うことになり、またプロステーシスの価格も高い。

　必要な時にポンプを押すとリザバーより血液の代用をする液がシリンダーに入り生理的な勃起に近い状態が得られ、不要になったら陰嚢内の弁を押すとシリンダー内の液はリザバーに戻り平常時の陰茎のように柔らかくなり、このデフレートの状態だと経尿道的手術操作が可能である利点がある。

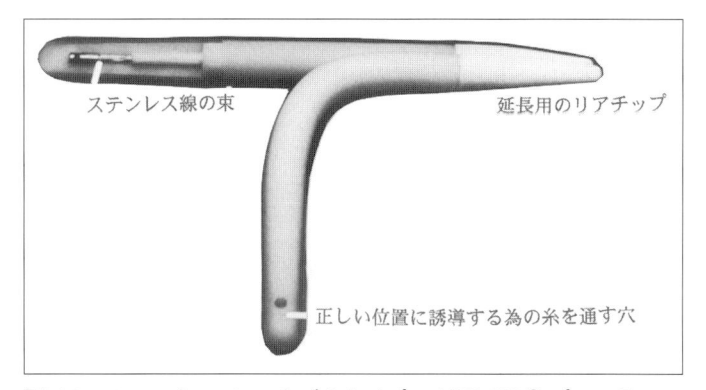

図 65. ノン・インフレータブルタイプの AMS 600® プロステーシス（アメリカ、AMS 社製）
芯にステンレス線の束が入っていて曲げたら曲げた方向にむくようになっている。

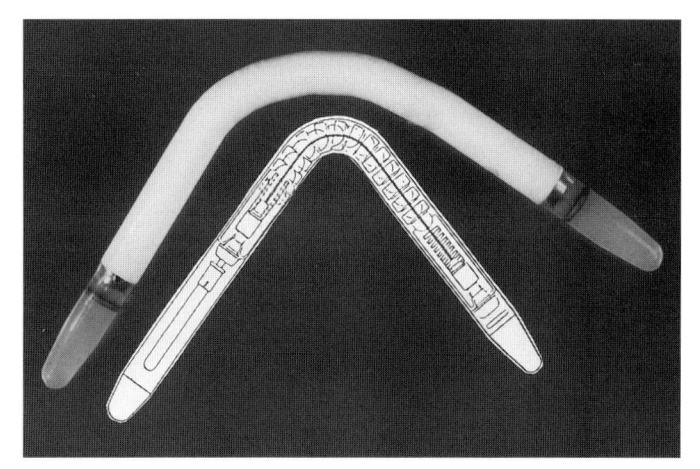

図 66. ノン・インフレータブルタイプの Dura II® プロステーシス（アメリカ、Timm Medical Technologies 社製）
内部に特種な装置が入っており、容易に曲がるが、縦の方向に対しては強く膣挿入が容易なように工夫されている。

b　ノン・インフレータブル型プロステーシス　わが国で使用が認可されているプロステーシスには AMS 600®（アメリカ、American Medical Systems 社製）はシリコンゴムのシリンダーの芯にステンレス鋼線が束になって入っている（図 65）。また Dura® -II（アメリカ、Timm Medical Technologies 社製）は遠位末端部、体部シリンダー、近位末端部の3つの部分より構成され、長さ 13 cm の体部シリンダーに患者の陰茎海綿体の長さに応じてさまざまな長さの近位および遠位末端部を選択して接続し、プロステーシスの全長を決定する。

体部シリンダー内には特殊な構造物が入っていて屈曲が極めてスムーズなように設計されている（図 66）。

手術のコツは多くの患者は大きなプロステーシスの移植を希望するが、患者の陰茎海綿

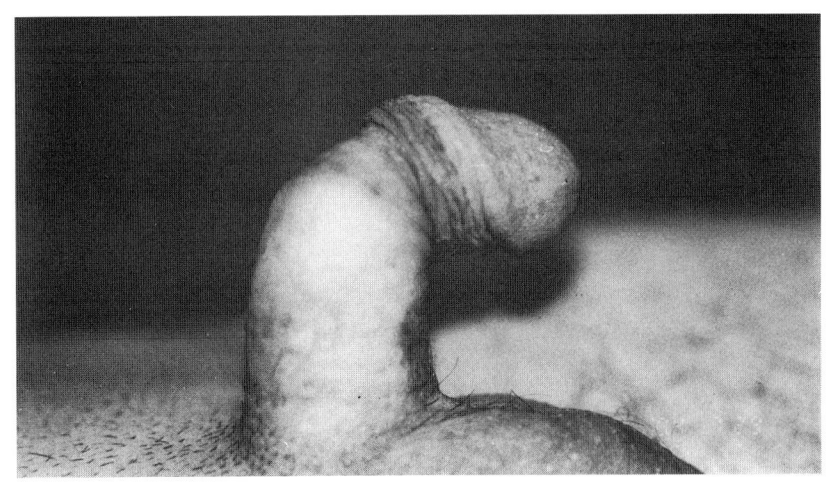

図 67. SST 変形
短かいプロステーシスを移植したため、亀頭部が前傾してしまい、あたかも超音速ジェット機が離着陸の際機首をさげる様に似ているところからこの名がある。

表 28. Penile prosthesis 移植手術後の患者の満足度

Prosthesis の種類	症例数	満足度 非常に満足	満足	やや不満	合併症
AMS malleable 600	32	46.9%	31.3%	15.6%	感染症1例—抜去 浮腫、疼痛1例—抜去
Dura Phase	33	72.9%	15.2%	6.1%	持続疼痛1例—抜去
AMS 700	34	70.6%	17.6%	8.8%	感染症3例—2例抜去 液漏れ2例—再手術 尿道へ突出1例—縫合閉鎖

体の長さに合わせたプロステーシスを選ぶことで[41]、長過ぎると無理して移植しても必ず白膜を破って亀頭部や尿道内に脱出してしまう。また短か過ぎると亀頭部がおじぎをしたように下方に向くSST変形(超音速ジェット機SSTが着陸する時に機首を下方に曲げるのに似ていることからこの名がきている)(図67)をきたし、挿入時困難を感ずるようになる[42]。

ii 治療成績

さてこれら各種プロステーシスの患者の満足度をわが国で臨床試験が行われた際の成績で比較してみると、AMS 600® [43]は非常に満足46.9%、満足31.3%、やや不満15.6%、Dura II® [44]は非常に満足72.9%、満足15.2%、やや不満6.1%、AMS 700 CX® [45]は非常に満足70.6%、満足17.6%、やや不満8.8%でいずれも満足度は高いが、AMS 700 CX® と Dura-II® がより満足度が高いことがわかった(表28)。

iii 局所麻酔、日帰り手術の実際[46]

従来、プロステーシス手術は入院して全身麻酔、脊椎麻酔、硬膜外麻酔などで手術が行われていたが、最近はノン・インフレータブル型プロステーシス移植手術は局所麻酔下で手術が行われ、日帰り手術が可能となっている。ただ糖尿病で血糖コントロールが必要な

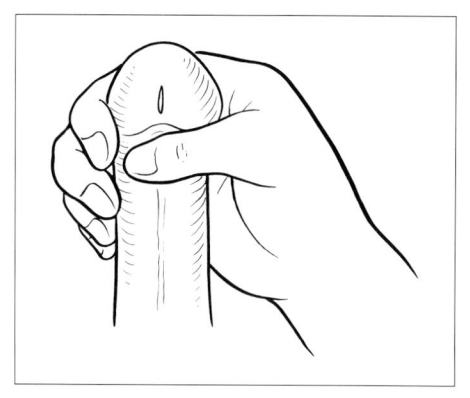

図 68. 早漏に対する Masters と Johnson の squeeze 法
陰茎を刺激し射精直前に亀頭冠状溝部を強く圧迫して射精を抑える方法で、射精感がおさまったら訓練を再開し、何度も繰り返して射精の閾値を上げる方法。

場合や再手術の場合は入院の上手術が行われている。また3ピースのAMS 700 CX®の手術も入院する必要がある。この局所麻酔、日帰り手術により患者の肉体的、時間的、経済的な負担は大きく軽減された。

7 射精障害の治療法

　射精障害の治療はその原因によって異なる。機能性射精障害のうち心因性の障害には心理療法、症候性射精障害に対してはその原因疾患の治療とともに射精障害に対する治療も併せて行われる。ここに主な病態ごとに治療法を述べることにする。

1）早漏

　よく知られている行動療法としてSemans法[47]（stop and start法）とMastersとJohnson[48]によるsqueeze法がある。Semans法は陰茎に刺激を与え射精しそうになったら（射精感）刺激を中止し、これがおさまったら再び刺激するということを繰り返して射精の閾値を上昇させようとする方法である。

　Sqeeze法は陰茎を刺激し射精直前に亀頭冠状溝部を強く圧迫し射精を抑えることを反復して射精の閾値を上昇させる方法である（図68）。MastersとJohnsonはsqueeze法で95％という高い治癒率を報告したが、その後の報告者の有効率は低く、特に長期間観察では無効例が著しく増加すると指摘されている。このため薬物療法との併用も試みられている。

　最近、セロトニンは中枢神経系では射精に抑制的に働いていると考えられ、早漏の薬物療法としてセロトニン作動薬が注目されている。選択的セロトニン再取り込み阻害薬[49]（SSRI）であるフルボキサミンなどが早漏に良好な効果を上げている。

　また、陰茎亀頭部の過敏性を抑制する目的で9種類の異なる薬草の抽出物からなるSS

表 29. 3%ヒト血漿アルブミン添加・TMPA精子培養液の組成

	(g/l)
NaCl	8.000
KCl	0.200
CaCl$_2$・2 H$_2$O	0.260
MgCl$_2$・6 H$_2$O	0.212
NaHCO$_3$	3.000
Glucose・H$_2$O	1.008
Na Pyruvate	0.036
HSA	30.000

(文献54より引用)

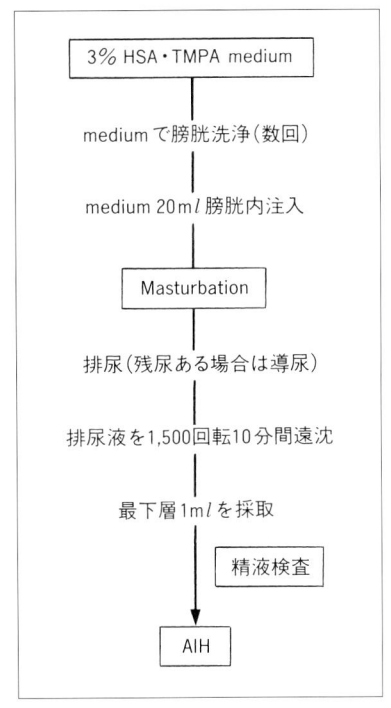

図 69. 逆行性射精の精子回収方法
(文献54より引用)

クリーム[50]が早漏に有効とされているが、わが国ではまだ使用できない。

2）逆行性射精

古くより薬物療法が試みられており、これで効果のない場合は手術療法も試みられている。また挙児の目的で膀胱内の精子を回収し人工授精に用いられている。

i 薬物療法

内尿道口は交感神経α受容体により収縮するので、α-受容体刺激薬や三環系抗うつ薬である塩酸イミプラミンが用いられている。

塩酸イミプラミンの薬理作用はノルアドレナリンの神経終末への取り込み阻害による受容体刺激増強と、抗コリン作用により逆行性射精を改善するといわれている。このほか抗ヒスタミン薬で抗コリン作用もあるクロルフェニラミンが膀胱頸部のトーヌスを増強させるのに使用されている。また、L-ドーパも同様の目的で用いられている[51][52]。

ii 侵襲的治療

薬物療法無効例に対する有用な方法として、経尿道的に膀胱頸部にコラーゲンを注入する療法[53]があり、この方法で順行性射精が可能となった症例が報告されている。

iii 膀胱内精子の回収法

前述のような治療法でも効果がないか早く挙児を希望する場合には膀胱内精子の回収が行われる。膀胱内に精子培養液を入れておき、マスターベーションをさせた直後に膀胱内容液を回収し、精子培養液で何度か洗浄した後、採取された精子を人工授精に用いる[54]（表29、図69）。

3）Emission less

　Emission less は後部尿道への精液の射出が起こらない病態である。

　Emission 機構も交感神経 α 受容体が主役を演じているので、薬剤としては交感神経 α 受容体刺激薬が用いられる。また精子を得る目的には薬物のクモ膜下腔投与、バイブレーター法、電気刺激法などが用いられているが、これらが奏功しない場合には精巣上体や精巣から直接精子を採取する方法も実用化している。

i　薬物療法

　コリンエステラーゼ阻害薬であるネオスチグミンのクモ膜下腔投与で射精を誘発させる方法は古くより行われている。しかし本法は血圧上昇、頭痛、嘔吐などの副作用が強く、現在では他の方法が無効の場合にのみ選択されている。

ii　バイブレーター法

　バイブレーターにより陰茎亀頭部（包皮小帯部）を振動刺激して射精を誘発する方法である。簡便で副作用もないが、器質性射精障害にはあまり有効ではないとされている[55]。

iii　電気刺激法

　経直腸的電気刺激により射精を誘発する方法で、最近では Seager 型電気刺激装置が世界的に広く用いられており、高率に（脊髄損傷者[56]で 70％以上）射精が誘発される。ただし脊髄損傷の完全麻痺の患者以外では強い疼痛を伴うので腰椎麻酔や全身麻酔が必要となり、副作用として時に血圧上昇がみられる。このほかにも精管を直接電気刺激して精子を採取する新しい方法も報告されている[57]。

iv　精巣上体内精子および精巣内精子採取法

　前述の各種治療法でも射精が誘発されない場合には精巣上体や精巣から直接精子を採取する方法が用いられている。これら方法で得られた精子を顕微授精に供する[58][59]。

4）精液の凍結保存

　現在では骨盤内臓器の悪性腫瘍に対する神経温存手術が行われ高率に射精機能が温存されるようになった。しかし悪性腫瘍の手術の場合、神経温存が不可能なこともあり、この際は手術前に精液を凍結保存することも可能になっている[60]。

8 これからの新しい治療法

　これからの新しい ED の治療法として期待されているのは遺伝子治療と再生医学(tissue engineering)である。

　現在、多くの分野で遺伝子治療の研究が進められており、まだ実験段階であるが ED に対する遺伝子治療も始まっている。現在遺伝子治療は大きく分けて 2 つの方向から進められている。その一つは NO 合成酵素(NOS)遺伝子を海綿体平滑筋内に導入するものであり、他の一つは平滑筋の弛緩を導くイオンチャンネル遺伝子を導入するものである。Garbán ら[61]はラット iNOS(inducible nitric oxide synthase)を DNA 内に組み込み陰茎海綿

体内に投与したところ加齢に伴うEDの改善が得られたと報告している。また、Wessellsら[62]は内皮細胞のラット陰茎海綿体内注入に成功し、cell-based gene therapyのED治療への応用性を示唆し、Championら[63]もeNOS遺伝子を組み込んだrecombinant adenovirusを加齢ラットの陰茎海綿体に注入し、その有用性を報告している。一方、Christら[64]はK$^+$チャンネルのサブタイプであるhuman smooth muscle maxi-K$^+$チャンネル(hSlo)遺伝子をDNA内に組み込み陰茎海綿体内に投与(海綿体組織内のK$^+$チャンネルを過剰にすると陰茎海綿体平滑筋細胞の膜電位が過分極となり、電位依存性Ca^{2+}チャンネルの開口が抑制され、Ca^{2+}流入が減少し、平滑筋の弛緩を促進させる目的で)したところ効果は1～3カ月持続したと報告している。またChristらは陰茎は①体の表面に位置し、ベクターなどの注入が容易であること、②非勃起時の血流が5ml/minと緩徐であり、かつ陰茎根部を駆血などの併用も可能で遺伝子治療導入の効率が計れること、③平滑筋細胞の細胞回転が遅いので遺伝子治療に有利な臓器であると考えている。

次に再生医学も今後発展が期待される分野の一つである。すでにED領域でも研究が進められており、海綿体平滑筋の再生や現在使用されているプロステーシスの素材にかわるものとしてtissue engineeringによって形成された軟骨が期待されているし、神経再生とその神経の移植は臨床応用の段階にある。

以上述べてきたこれら新しい治療法は、今後のED治療戦略に飛躍的な進歩をもたらすに違いない。

■文献

1) Becker E, et al：Treatment of ED. In：ISIR Educational Program, Amsterdam, 1998.
2) Lue TF：Impotence：a patient's goal-directed approach to treatment. World J Urol 8；67-74, 1990.
3) Lue TF, Broderick G：Evaluation and nonsurgical management of erectile dysfunction and priapism(ed by Walsh PC, et al). Campbell's Urology, 7 th ed, p 1181-1214, WB Saunders Co, Philadelphia, 1998.
4) 長田尚夫, 矢島通孝：勃起障害に対する一般医にもできる心理療法. 臨床成人病 29；721-726, 1999.
5) 石津 宏, ほか：心理療法. 臨牀と研究 76；889-896, 1999.
6) 阿部輝夫：ノン・エレクト法. モダンフィジシャン 19；1154-1157, 1999.
7) 表 雅之：シルデナフィル(バイアグラ®)の薬理作用. モダンフィジシャン 19；1092-1095, 1999.
8) 白井將文：バイアグラ®のわが国での臨床試験成績. モダンフィジシャン 19；1096-1099, 1999.
9) 白井將文, ほか：勃起不全に対する経口治療薬シルデナフィルの無作為二重盲検プラセボ対照比較試験成績. 西日泌尿 62；373-382, 2000.
10) 安本亮二, ほか：本邦におけるバイアグラ(シルデナフィル)の使用成績報告. 第2報発売後10カ月目の使用成績と原因別治療効果について. 日本臨床泌尿器科医会会報, 10号；3-6, 2000.
11) Giuliano F, et al：Randomized trial of sildenafil for the treatment of erectile dysfunction in spinal cord injury. Ann Neurol 46；15-21, 1990.
12) Price DE, et al：Sildenafil：Study of novel oral treatment for erectile dysfunction in diabetic men. Diab Med 15；821-825, 1998.
13) Rendell MS, et al：Sildenafil for treatment of erectile dysfunction in men with diabetes：a randomized controlled trial. JAMA 281；421-426, 1999.
14) Zippe CD, et al：Treatment of erectile dysfunction after radical prostatectomy with sildenafil citrate(Viagra). Urology 52；963-966, 1998.

15) Zagaja GP, et al : Evaluation of response to sildenafil(Viagra)after radical prostatectomy using a confidential mail survey. J Urol 161(suppl)589, 1999.
16) Olsson AM：硝酸薬非使用なら心疾患患者でもシルデナフィルは有効. Medical Tribune Vol 33(No.15)；8, 2000, 4, 13.
17) Herrmann HC, et al : Hemodynamic effects of sildenafil in men with severe coronary artery disease. New Engl J Med 342；1622-1626, 2000.
18) 白井將文：日本性機能学会ガイドライン. モダンフィジシャン 19；1100-1103, 1999.
19) 篠山重威, ほか：バイアグラの心血管問題検討委員会(第二報). 日本循環器学会 会報 1999 No.10.
20) Goldstein I, et al : Efficacy and safety of oral phentolamine(Vasomax™)for the treatment minimal erectile dysfunction. J Urol 159(suppl)；A 919, 1998.
21) Padma-Nathan H, et al : Efficacy and safety of apomorphine sl vs placebo for male erectile dysfunction. J Urol 159(suppl)；A 920, 1998.
22) Kurt U, et al : The efficacy of anti-serotonergic agents in the treatment of erectile dysfunction. J Urol 152；407-409, 1994.
23) Meinhardt W, et al : Trazodone, a double blind trial for treatment of erectile dysfunction. Int J Impotence Res 9；163-165, 1997.
24) Virag R, et al : Intracavernous injection of papaverine for erectile failure. Lancet ii；938, 1982.
25) Ishii N, et al : Intracavernous injection of prostaglandin E_1 for treatment of erectile impotence. J Urol 141；323-325, 1989.
26) 白井將文：男性の性行動とホルモン(伊藤真次, ほか編). 情動とホルモン. p 269-278, 中山書店, 東京, 1997.
27) Padma-Nathan H, et al : Treatment of men with erectile dysfunction with transurethral alprostadil. New Engl J Med 336；1-7, 1997.
28) 小谷俊一, ほか：陰圧式勃起補助具によるインポテンス治療の経験. Impotence 8；37-42, 1993.
29) 片山 喬, ほか：陰圧式勃起補助具(真空吸引式). カレントテラピー 12；1139-1143, 1994.
30) 丸茂 健, 村井 勝：Vacuum device の適応と利点・欠点. 臨床成人病 29；715-720, 1999.
31) 岩井武尚：血管手術(白井將文編). 泌尿器科 Mook No.3, インポテンス診療の実際. p 74-81, 金原出版, 東京, 1992.
32) Virag R : Revascularization of the penis. 〔ed by Bennett, AH〕, Management of male impotence. p 219-233, Williams and Wilkins Co, Baltimore, 1982.
33) Furlow WL, et al : Penile revascularization : Experience with the Furlow-Fisher technique of deep dorsal vein arterialization. J Urol 143(suppl 4)；318 A, 1990.
34) Hauri D : A new operative technique in vasculogenic erectile impotence. World J Urol 4；237-249, 1986.
35) Furlow WL, Knoll LD : Arteriogenic impotence : diagnosis and management(deep dorsal vein arterialization). Problem in Urol 5；577, 1991.
36) 川西泰夫：勃起機能障害の治療. (4)血管手術. 〔三浦一陽, 石井延久編〕, 性機能障害, p 133-139, 南山堂, 東京, 1998.
37) 佐々木春明：静脈手術(深陰茎背静脈切除術と海綿体脚部結紮術). 泌尿器外科 12；189-191, 1999.
38) 三輪吉司, ほか：静脈性勃起障害に対する静脈塞栓術. 泌尿器外科 12；183-188, 1999.
39) 佐々木春明：血管手術. 臨牀と研究 76；907-910, 1999.
40) 永尾光一, ほか：Penile prosthesis 挿入法の適応と手術のコツ. 臨床成人病 29；727-733, 1999.
41) 丸茂 健, 村井 勝：陰茎プロステーシス手術. 臨牀と研究 76；901-906, 1999.
42) 白井將文：インポテンスの手術療法の問題点. 泌尿器外科 3；1029-1033, 1990.
43) 高山一生, ほか：AMS ペニールインプラントマリアブル 600 の臨床成績. 西日泌尿 50；1121-1126, 1988.
44) 丸茂 健, ほか：器質的インポテンスに対する DuraPhase 陰茎プロステーシスの臨床成績. 西日泌尿 52；1144-1149, 1990.
45) 白井將文, ほか. AMS ペニールインプラントインフレータブル型モデル 700 の臨床試験成

績．泌尿紀要 35；913-920，1989．
46) 永尾光一：局所麻酔，日帰り手術の実際．モダンフィジシャン 19；1181-1184，1999．
47) Semans JH：Premature ejaculation：A new approach. Southern M J 49：353-357, 1956.
48) Masters WH, Johnson, VE：Human sexual inadequacy. p 101-115, Little, Brown & Co, Boston, 1970.
49) McMahon CG：Treatment of premature ejaculation with sertaline hydrochloride：a single-blind placebo controlled crossover study. J Urol 159；1935-1938, 1998.
50) Choi HK：Disorders of ejaculation. 日不妊会誌 42；249，1997．
51) 永井　敦：射精障害の診断と治療の進歩．臨床成人病 29；747-751，1999．
52) 木原和徳：射精障害．臨牀と研究 76；917-921，1999．
53) Reynolds JC, et al：Bladder neck collagen injection restores antegrade ejaculation after bladder neck surgery. J Urol 159；1303, 1998.
54) 三浦一陽：逆行性射精の精子採取法（膀胱内の精子回収）．〔日本不妊学会編〕，新しい生殖医療技術のガイドライン．第1版，p 119-125，金原出版，東京，1996．
55) Sobrero AJ, et al：Technic for the induction of ejaculation in humans. Fert Steril 16；765-767, 1965.
56) 小谷俊一：射精機能障害の治療．3　逆行性射精・人工射精・人工精液瘤（三浦一陽，石井延久編）．性機能障害，p 203-212，南山堂，東京，1998．
57) Kihara K, et al：A new method to generate canine seminal emission and its application to men：Direct electrical stimulation of vas deferens. J Androl 15；479-483, 1994.
58) 布施秀樹：人工精液瘤造設術ないし精巣上体精子の直接採取（日本不妊学会編）．新しい生殖医療技術のガイドライン．第1版，p 135-139，金原出版，東京，1996．
59) 吉田　淳，三浦一陽：精巣からの精子回収法（日本不妊学会編）．新しい生殖医療技術のガイドライン．第1版，p 139-145，金原出版，東京，1996．
60) 石川博通：精子凍結保存法（小柳知彦，ほか編）．新図説泌尿器科学講座．第4巻，内分泌疾患・性機能障害，p 239-240，メデイカルビュー社，東京，1999．
61) Garbán H, et al：Cloning of rat and human inducible penile nitric oxide synthase. Application for gene therapy of erectile dysfunction. Biol Reprod 56；954-963, 1997.
62) Wessells H, Wiliams SK：Endothelial cell transplantation into the corpus cavernosum：moving towards cell-based gene therapy. J Urol 162；2162-2164, 1999.
63) Champion HC, et al：Gene transfer of endothelial nitric oxide synthase to the penis augments erectile responses in the aged rats. Proc Natl Acad Sci USA 96；11648-11652, 1999.
64) Christ GJ, et al：The application of gene therapy to the treatment of erectile dysfunction. Int J Impotence Res 10；111-112, 1998.

和文索引

あ

アセチルコリン 50
アセチルコリン陽性神経線維 69
アドレナリン陽性神経線維 71
新しいEDの治療法 134

い

イオンチャンネル遺伝子 134
インフレータブル型 128
インフレータブルタイプ 15
インポテンス 1
医療経済 84
医療保険 31
遺伝子治療 134
一酸化窒素 13, 69, 112
一般心理療法 108, 109
陰圧式勃起補助具 15
陰茎海綿体脚部結紮術 128
――――造影 99
――――注射法 97, 123
――――洞 68
――――内圧測定 99
陰茎深動脈 68
陰茎背静脈 70
陰茎背神経の伝導速度 102
陰茎背動脈 68
陰茎プロステーシス(支柱)移植手術 128
陰部神経 77

え

エナント酸テストステロン 124
エリスロポエチン 41
エレクトメーター 90
エレックテストリング® 91
エンストレス 19

お

塩酸アポモルフィン 121
塩酸トラゾドン 122
塩酸パパベリン 123
塩酸パパベリンの陰茎海綿体注射 13

お

オーガズム 33, 62
オーガズムの障害 7
オピオイド作動神経 74

か

カウンセリング 109
カテコールアミン 77
カンキ® 126
ガイドライン 121
ガンマーカメラ 100
ガンマーセミノプロテイン 124
下腹神経 77
加齢性変化 58
加齢とED 57
加齢に伴うED 11
家族歴 86
海綿体動脈 68
海綿体平滑筋 103
患者調査 8
患者の満足度 131
貫通静脈 70
感覚集中法 110
漢方薬 122

き

既往歴 86
器質性ED 2, 3, 114
器質性射精障害 63
機能性ED 4
機能性射精障害 63, 132
逆説的心理療法 109
逆行性射精 63
球海綿体筋反射 102

共通カルテ 85

く

クエン酸シルデナフィル 7, 112
クラミジア 27

け

外科的治療法 126
経皮的深陰茎背静脈塞栓術 128
血管拡張薬 123
血管外科療法 126
血管作動性小腸ペプチド 69
血管障害 38, 40
血管性ED 13, 124
血行再建術 126
血中総テストステロン 44
顕微授精 134
現実心因 23, 109
現代社会のストレス 23
現病歴 85

こ

コーチゾール系 20
コラーゲン 133
コンピューター 23
後海綿体小静脈 70
交感神経 20, 52
交感神経 α 受容体 133
交感神経抑制 52
交通事故 31
抗男性ホルモン薬 48
更年期 55
更年期障害 55
後天性精巣障害 44
高プロラクチン血症 40, 42, 44, 49, 75
膠原線維 59, 103
国際勃起スコア 82
骨盤外科手術 35

骨盤神経　77
根拠に基づく医療　12
混合性 ED　3,4,12

さ

サイクリック AMP　72
サイクリック GMP　13,50,71,112
サイクリックアデノシン 1 リン酸　71
サイクリックグアノシン 1 リン酸　71
再生医学　134
再生医療　15
最終全般改善度　113
三環系抗うつ薬　133

し

シルデフイルテスト　89
ジヒドロテストステロン　48
支持　109
支持的精神療法　108,109
思春期発来の遅延　43
視床下部　74,76
視床下部視索前野　74
視聴覚性的刺激　93
自己統制　27
自殺　30
自尊感情　27
自由回答質問　110
自律神経　20
　───温存手術　36
　───障害　38
持続勃起症　13,123
社会的環境要因　19
社会的サポート　24
社会的ストレス　22,24
射精　62,67,75
射精現象　76
射精障害　7,34,52,132
射精中枢　75
射精のタイミング　63
種族保存　60
受容　109
収縮期最大血流速度　59,96

順行性射精　133
少子化対策　16
症候性射精障害　132
硝酸剤　115
静脈性 ED　3,126
心因性 ED　2,4,54,108
心理的距離　110
心理的ストレス　23
心理的要因　23
心理療法　108
神経障害　40
神経線維　103
神経伝達物質　13,69
神経ペプチド Y　71
振動覚閾値　103
振動覚計　102
深陰茎背静脈切除術　128
深層心因　23,109
診察　87
診療報酬　31
新婚 ED　11,24,53
人口の老齢化　29
人工射精　34
人工授精　133

す

ストレス　19
ストレス蛋白　20
ストレッサー　19
随伴症状　115

せ

セフォチアム　クリアランス　インデクス　102
セホチアム　クリアランス　インデクス　99
セロトニン　49,63
セロトニン作動神経　74
セロトニン作動神経活性　50
生育歴　86
生活習慣病　11,29
生活の質　12
性意識　25,28
性意識の多様化　25
性感染症　27

性機能障害　1,7
性機能調査表　81
性教育　27
性交回数　56
性交経験率　24
性交障害　7
性交の動機　25
性行動　25,60,67
性行動調節　32
性産業　27
性情報の氾濫　27
性ステロイド結合グロブリン　44
性腺機能低下症　42
性腺刺激ホルモン分泌ホルモン　75
性体験不足　53
性的感覚　33
性的勃起　33
性的満足感　60
性欲　60
性欲低下　30,37,61
性欲の障害　7
性歴　86
精液の凍結保存　134
精子形成障害　34
精子培養液　133
精神的ストレス　19
精神病性 ED　4
精巣　48
精巣上体内精子　134
精巣内精子採取法　134
脊髄損傷　32
脊髄反射　33
専門的心理療法　108,110
選択的セロトニン再取り込み阻害薬　132
前頭連合野　60
前立腺癌　36
前立腺腫瘍マーカー　124
前立腺全摘除術　36
前立腺特異抗原　124

そ

挿入の頻度　113

た

代謝異常　61
体性神経　77
対人関係　27
大脳辺縁系　74
男性更年期　55
男性ホルモン　44, 46, 124

ち

治療的診断法　89, 107
膣分泌液　30
超音波カラードプラ検査　96
超音波カラードプラ法　41, 59

て

テクノ依存症　22
テクノストレス　11, 22
テクノ不安症　22
テストステロン　44
テストステロン欠乏　124
デイストレス　19
電位依存性 Ca^{2+} チャンネル　135
電気刺激法　134

と

ドーパミン　49
ドーパミン作動神経　74
ドーパミン受容体遮断作用　50
ドルナー®　123
東邦大式 SRQ-D　86
透析患者の ED　39
糖尿病　37
糖尿病性 ED　37
動脈性 ED　3, 126

な

内因性 NO 合成酵素阻害物質　41

に

内尿道口閉鎖　76
内皮由来収縮因子　73
内分泌疾患　61
内分泌障害　40
内分泌性 ED　3

に

尿毒症性神経障害　41
人間関係　28
妊孕能力　34

の

ノン・インフレータブル型　128
ノン・インフレータブルタイプ　15
ノン・エレクト法　110
脳内モノアミン　60
脳の役割　67

は

バイアグラ®　7, 30, 112
バイアグラ療法　107
バイブレーター法　134
バゾマックス®　121
白膜面積　59
白膜下静脈叢　70
反射性勃起　33
晩婚化　29

ひ

ヒト陰茎　13
日帰り手術　131
非アドレナリン非コリン作動神経線維　69

ふ

ファーマコテスト　96
プライバシー　81
プロスタグランジン E_1　13
プロスタグランジン E_1 負荷試験　91

プロステーシス　15
プロラクチン　44, 75
プロレナール®　123
不安緊張　54
不妊　43
副腎皮質刺激ホルモン　20
副腎皮質刺激ホルモン放出ホルモン　20

へ

ベトコ®　126
ペノグラム　インデクス　102
ペノグラムインデックス　99
平滑筋面積　59
閉経　30
閉鎖機構　127

ほ

ホスホ・ジエステラーゼ・タイプ 5　13
ホスホジエステラーゼ・タイプ 5　112
ホスホデイエステラーゼ　72
ホルモン補充療法　30, 124
保険適用　16
保証　109
補助生殖医療技術　16, 34
母子密着　28
膀胱癌　36
膀胱全摘除術　36
膀胱内精子の回収法　133
勃起　67
勃起機能　56, 58
勃起機能検査　93
勃起障害　7
勃起の維持　113
勃起のメカニズム　13
勃起発現　32

ま

マイナートランキライザー　123
末梢神経の役割　68

慢性消耗性疾患　61
慢性腎不全　41

[み]

見合い結婚　53

[む]

ムスカリン受容体　50

[め]

メカニズム　67
メシル酸フェントラミン　121

[も]

モノアミン　44,67,74
問診　85
問題行動　28

[や]

夜間勃起　40,56,89
薬剤の性機能障害　46
薬物性ED　4
薬物のクモ膜下腔投与　134
薬物療法　112

[ゆ]

遊離テストステロン　44

[よ]

ヨヒンビン　123

予期不安　12,24,54

[ら]

らせん動脈　68
ラジオアイソトープペノグラフィー　99

[り]

リテント®　126
リューブゼリー　30
理想的治療法　107
離婚率　55
臨床検査　87

[れ]

レスリン®　122

欧文索引

[A]

α-受容体刺激薬　133
5α-reductase　48
ACTH　20
AMS 600　128
AMS 700 CX®　129
audiovisual sexual stimulation　93
AVSS　93
AVSS負荷試験　93

[C]

cAMP　72
CCI　99,102
cGMP　71,112
CMI　86
Cornell Medical Index　86
CRH　20

[D]

DICC　99

dry ejaculation　63
Dura-II　128

[E]

EBM　12
ED　1
ED患者数　8
ED専門外来　81
EDの遺伝子治療　15
EDの疫学調査　9,57
EDの定義　1
ED有病率　9
IIEF　82
IIEF 5　83
Emission less　134
eNO合成酵素　41
erectile dysfunction　1
Erectiometer®　89
EVD　15,124

[G]

GnRH　75
GnRH類似薬　48

[H]

human smooth muscle maxi-K$^+$チャンネル(hSlo)遺伝子　135

[I]

ICIテスト　96
ICI法　97
ISIR　1
ISSIR　2
IT革命　22

[J]

Jex Meter®　90

[K]

Klinefelter症候群　43

M

Manifest Anxiety Scale　86
MAS　86
Mastersと Johnson　132
MMAS　9,57

N

NO　13,69,112
nocturnal penile tumescence　89
NOS　13
NO供与剤　115
NO合成酵素　13,71
NO合成酵素遺伝子　59,134
NO合成神経線維　69
NO合成線維　103
NPT　40,56,89
NPT検査　96
NPY　71

O

orgasm　62,63,77

P

pad　68
patient's goal-directed approach　107
PDE　72
PDE 5　13,72,112
peak systolic velocity　96
PGE_1　91,123
PGE_1テスト　96
PGI_2　123
PI　99,102
Polster　68
projectile ejaculation　62,76
PSV　96

Q

QOL　12,29

R

radioisotope penography　99
RAU　93,95
RigiScan®　93
RigiScan® Plus　93

S

Seager型電気刺激装置　134
Semans法　132
seminal emission　62,76
Sexology　28
SHBG　44
Snap Gauge Band®　93
squeeze法　132
SS-penogram　100
SSRI　132
SST変形　130
SSクリーム　132
Stamp technique[10]　91
stop and start法　132

T

TAU　95
TAU・Rigidity activity unit　93
tissue engineering　134
Tumescence activity unit　93

V

VCD　124
VIP　69

男子性機能障害 —正しい知識と診療の実際—

ISBN4-8159-1605-5 C3047

平成13年4月20日　第1版発行

編　者	———	白　井　將　文
発行者	———	永　井　忠　雄
印刷所	———	三 報 社 印 刷 株式会社
発行所	———	株式会社　永　井　書　店

〒553-0003　大阪市福島区福島8丁目21番15号
電話(06)6452-1881(代表)／Fax(06)6452-1882

東京店
〒101-0062　東京都千代田区神田駿河台2-4
（明治書房ビル）
電話(03)3291-9717(代表)／Fax(03)3291-9710

Printed in Japan　　　　　　© SHIRAI Masahumi, 2001

本書の内容の一部あるいは全部を無断で，複写機器等いかなる方法によっても複写複製することは，著作権法上での例外を除き，著作者および出版者の権利の侵害になりますので，予め小社の許諾を求めて下さい。